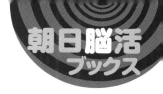

朝日脳活ブックス

間違い探し

見つける力トレーニング

朝日新聞出版

はじめに

——間違い探しでトレーニング。
集中力・注意力を取り戻そう!——

　中高年と呼ばれる年齢になって、否応なしに意識させられる
のが、体力や記憶力の減退といった、いわゆる"老化現象"で
はないでしょうか。

　まだまだ若さには自信がある、体力や記憶力も保っていると
自負してはいても、何かにつけて集中力が続かないとか、どう
にもやる気が湧かなくて……と感じている方はいませんか?
そう、集中力や注意力、意欲も加齢とともに衰えることがある
のです。

　そんな方におすすめしたいのが、間違い探しを解くという脳
トレです。間違い探しを解くためには、「よく見ること、注意
深く観察すること、集中すること」が必要です。

　さらに、この部分はこうだったという、一時的な記憶力も求
められます。日々、あれこれと煩雑な事柄にとらわれている脳
をストレスから解放し、"間違い探し"でリフレッシュしてみ
てはいかがでしょう。

　この『見つける力トレーニング　間違い探し』には、昭和の
風景をはじめ、懐かしい暮らしを描いた絵・写真を使った間違
い探し、さらに、言葉の間違い探しも載っています。もちろん、

全部を解けなくても大丈夫です。好きな問題から解いていってください。できることから順に、少しずつ、楽しみながら続けていくことが、脳の活性化に大いに役立ちます。

本書を使いこなそう

問題は全4章あります。章ごとに、難度も少しずつ上がります。絵や写真を使った、間違い探しや探し絵を60問と、日本語の間違った使い方を探す問題40問。合わせて全100問を載せています。巻末には、すべてを見つけ出せた達成感を味わえる、チェックシート「縁起物100」がついています。6ページの「本書の使い方」の解説をよく読んで、本書を効果的に使ってください。

ここで大事なのは、すべて見つけられたかどうかで一喜一憂しないことです。どうしても間違いが見つけられない問題は、答えを見てしまいましょう。答えを確認して「なるほど！」「ここだったのか！」と思うこと自体、脳を活性化させるのです。

さあ、間違い探しで、集中力・注意力を鍛え、ますます若返りましょう。

朝日脳活ブックス編集部

もくじ

はじめに

間違い探しでトレーニング。集中力・注意力を取り戻そう！ …… 2

本書の使い方 …………………………………………………… 6

第1章　　　　　　　　　　　　　　　　　　　**全16問**

懐かしき昭和の風景　その1 ………………… 7

喫茶店／海水浴／子ども／風邪／動物園／ボート／メンコ／蚊帳／和菓子／ロープウェイ／日本家屋／おそば屋さん／銭湯／立ち読み／バレーボール／銀座

【第1章の解答】 ……………………………………… 39～42

第2章　　　　　　　　　　　　　　　　　　　**全31問**

昭和を遊んだ子どもたち …………………… 43

シャボン玉／魚取り／メンコ遊び／泥遊び／水鉄砲／土管／竹馬と缶ポックリ／土手すべり／チャンバラ／影踏み／草相撲／缶けり／紙芝居／廊下／駄菓子屋さん

コトバの間違い探し …………………… 52～53、66～67

【第2章の解答】 ……………………………………… 78～82

第3章

全32問

懐かしき昭和の風景　その2 ……………… 83

花火／子守り／落ち葉掃き／駅弁／チンドン屋さん／七輪／デパート／手押しポンプ／兄弟姉妹／花嫁行列／干し柿づくり／学校／昭和30年代／ドライブイン／川の字／雪下ろし

コトバの間違い探し ………………… 92〜93、102〜103

【第3章の解答】………………………………… 118〜122

第4章

全21問

古き良き思い出の行事 ………………………123

たこ揚げ／ひな祭り／お花見／端午の節句／七夕／灯篭流し／盆踊り／バケツリレー／運動会／七五三／大掃除／お餅つき／年越しそば

コトバの間違い探し ……………………… 132〜133

【第4章の解答】……………………………… 152〜155

「縁起物100」を制覇して福を呼びこもう！ … 156〜159

本書の使い方

全100問の間違い探しを解いて「縁起物100」を制覇しよう！

『見つける力トレーニング 間違い探し』には、イラストや写真を使った間違い探しや探し絵、コトバの間違い探しなど全100問を掲載しています。1問解くごとに、156ページからの「縁起物100」の絵を1つずつ塗りつぶして「100問」を制覇するという趣向を加えました。楽しみながら解いて、脳を大いに活性化させましょう。

1 好きな問題から解きましょう

問題は、あなたの好きな順に解いてください。解きたい問題を解いたら、各問題の解答ページを見て、答え合わせをしてください。答えが合っていなくても気にすることはありません。後日、また挑戦してください。

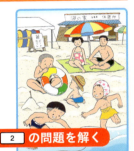

2 の問題を解く

2 「縁起物100」を塗りましょう

問題を解いたら、156ページへ。問題番号と同じ番号の「縁起物」に色をつけましょう。答えが正解でなくても塗ってかまいません。正解してから塗りたいという方は、ぜひそうしてください。どちらでもあなたの自由です。そして、縁起物100個すべてに色をつけることを目標にしてください。

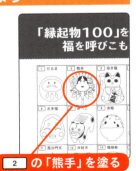

2 の「熊手」を塗る

第 1 章

懐かしき昭和の風景
その1

全16問

第 1 章では、懐かしい昭和の風景や日々の暮らしの情景を、写真とイラストで切り取りました。思う存分懐かしんでください。左右のページを見比べて、それぞれ 7 つの間違いを探してみましょう。また、銀座の街に隠れた動物たちを探す問題もあります。

1 喫茶店で待ち合わせ

まちがい7つ

解答は39ページ

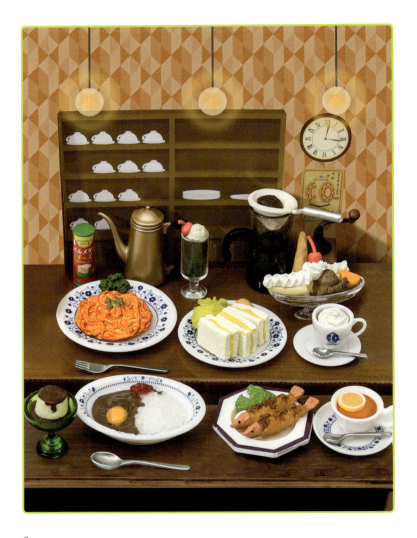

第1章 懐かしき昭和の風景 その1

クリームソーダにナポリタン。カレーライスに生卵も、昭和の喫茶店ならではですね。右の写真は左の写真と違うところが全部で7つあります。すべて見つけて、○で囲んでください。

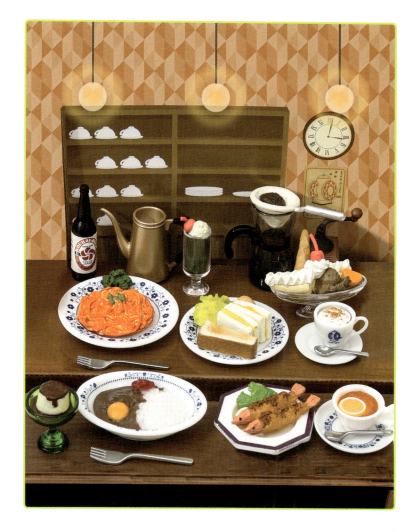

2 家族そろって海水浴

まちがい**7**つ

解答は39ページ

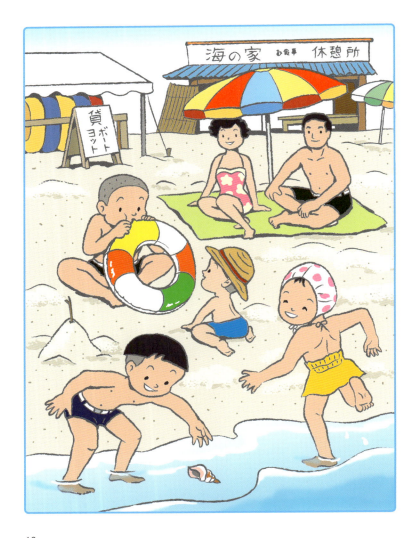

第1章 懐かしき昭和の風景 その1

待ちに待った夏休み。今日はみんなで海水浴だ。真っ黒になるまで、思い切り遊ぶぞ！　右の絵は左の絵と違うところが全部で7つあります。すべて見つけて、○で囲んでください。

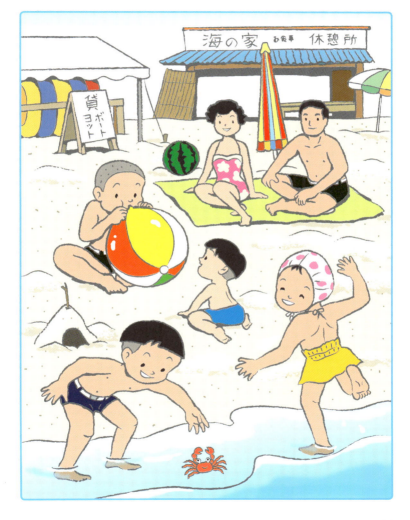

11

3 昭和の子どもたち

まちがい7つ　　　　　　　　　解答は39ページ

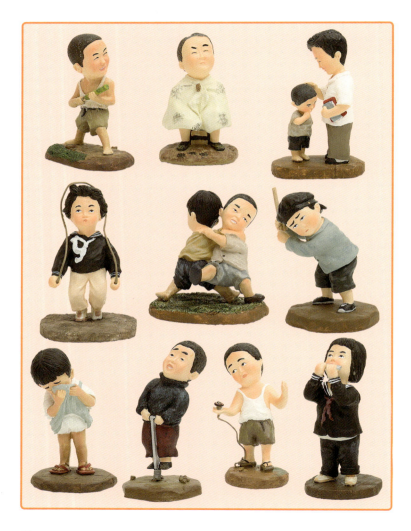

第1章　懐かしき昭和の風景　その1

懐かしき昭和 30 年代の子どもたちの人形です。あの子もこの子も、確かにいましたね。右の写真は左の写真と違うところが全部で 7 つあります。すべて見つけて、○で囲んでください。

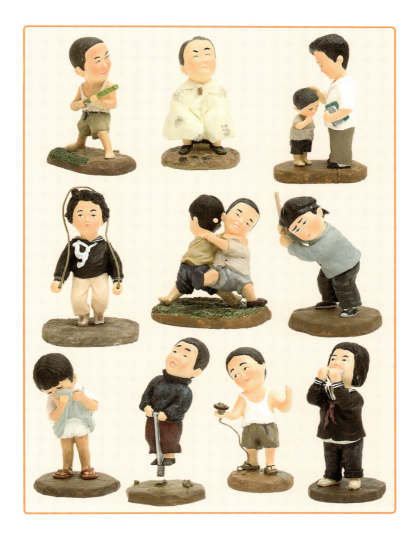

4 風邪ひいちゃった……

まちがい**7**つ　　　　　　　　　解答は39ページ

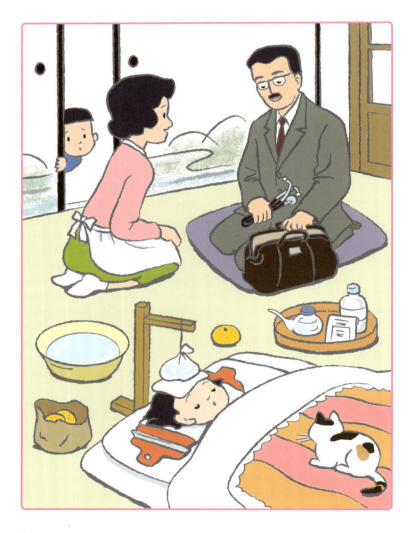

第1章 懐かしき昭和の風景 その1

昔は風邪をひくと、氷のうでおでこを冷やしたり、往診に来てもらったりしましたよね。右の絵は左の絵と違うところが全部で7つあります。すべて見つけて、○で囲んでください。

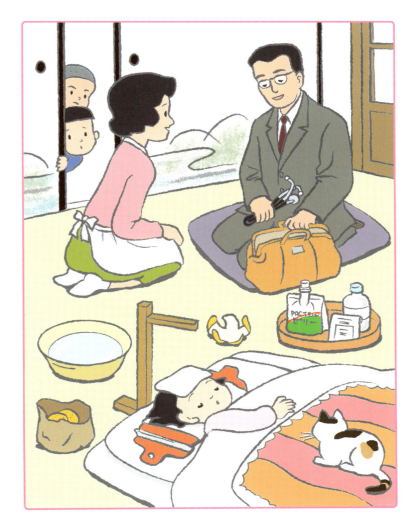

5 動物たちに会いに行こう！

まちがい**7**つ

解答は40ページ

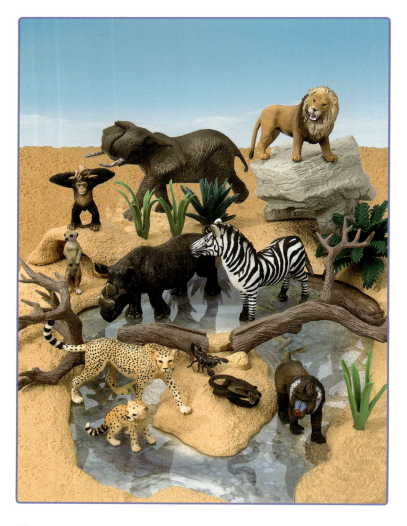

第1章 懐かしき昭和の風景 その1

高度成長とともに全国に動物園やサファリパークができて、レジャーの定番になりました。右の写真は左の写真と違うところが全部で7つあります。すべて見つけて、○で囲んでください。

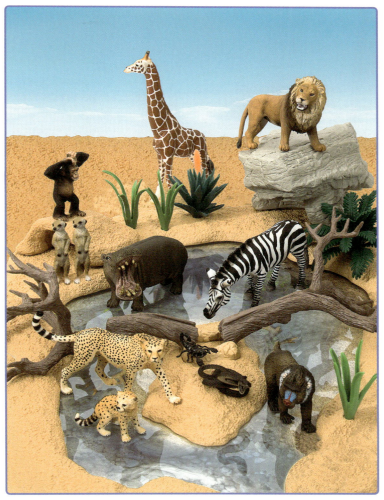

※水面の影は間違いに含めません。

6 公園のボートで

まちがい7つ

解答は40ページ

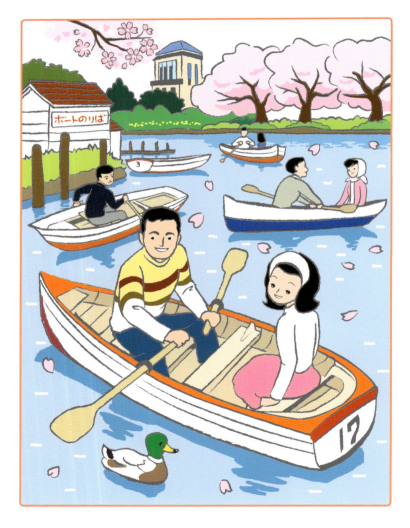

第1章 懐かしき昭和の風景 その1

二人だけの世界が広がる湖のボート。咲き誇る湖畔の桜も恋人たちを見守っています。右の絵は左の絵と違うところが全部で7つあります。すべて見つけて、○で囲んでください。

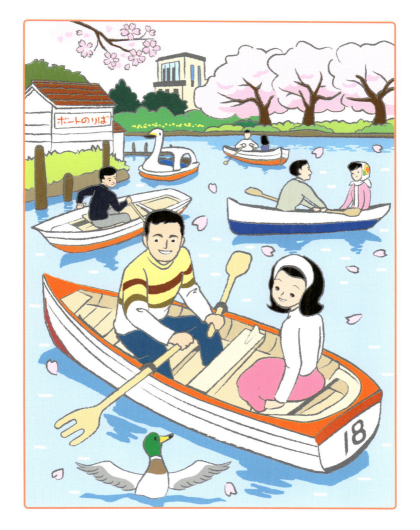

7　メンコで勝負だ！

まちがい**7**つ　　　　　　　　　　　解答は40ページ

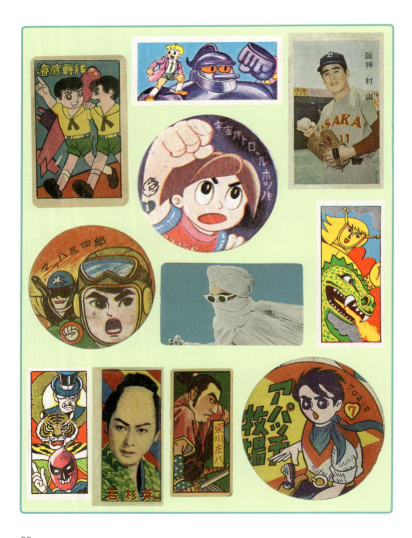

第1章　懐かしき昭和の風景　その1

色鮮やかなメンコ。映画、テレビ、漫画のヒーローが男の子たちの手の中にありました。右の写真は左の写真と違うところが全部で7つあります。すべて見つけて、○で囲んでください。

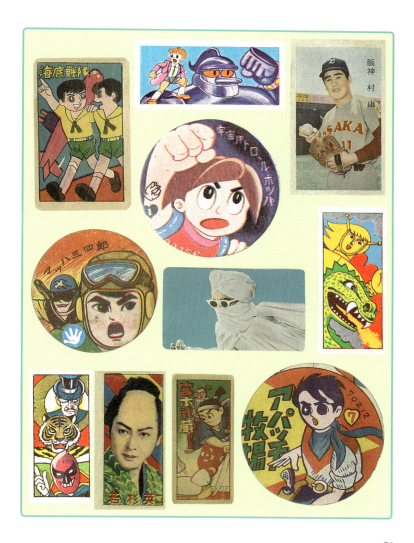

8 蚊帳を吊って

まちがい**7**つ

解答は40ページ

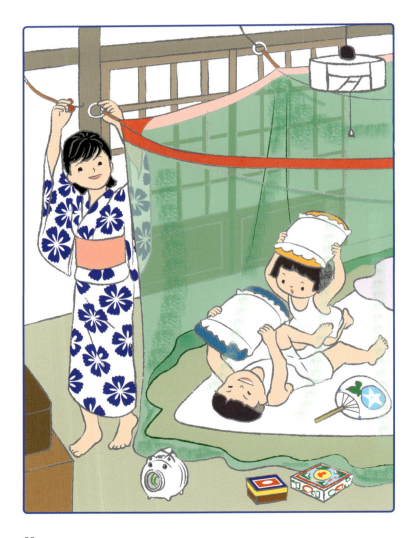

第1章 懐かしき昭和の風景 その1

夏の夜は、蚊帳を吊ってもらいましたね。蚊取り線香の匂いも、なんだか懐かしいな。右の絵は左の絵と違うところが全部で7つあります。すべて見つけて、○で囲んでください。

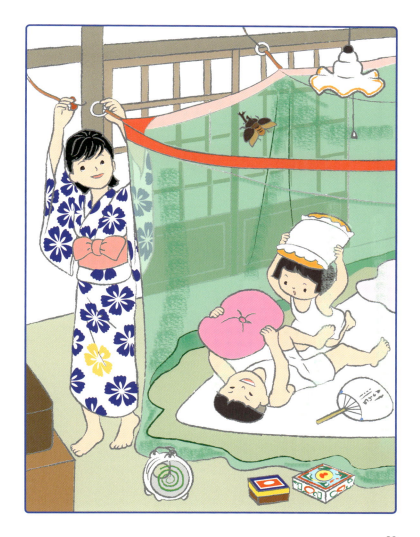

9 お茶の時間ですよ

まちがい**7**つ　　解答は41ページ

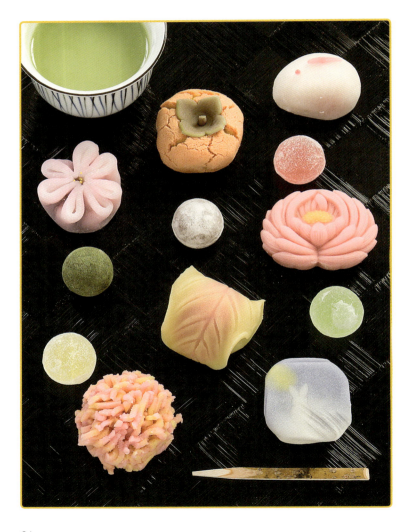

第1章　懐かしき昭和の風景　その1

色とりどりの美しい和菓子。その素朴な味わいが、昔から日本人の口に合うのでしょうね。右の写真は左の写真と違うところが全部で7つあります。すべて見つけて、○で囲んでください。

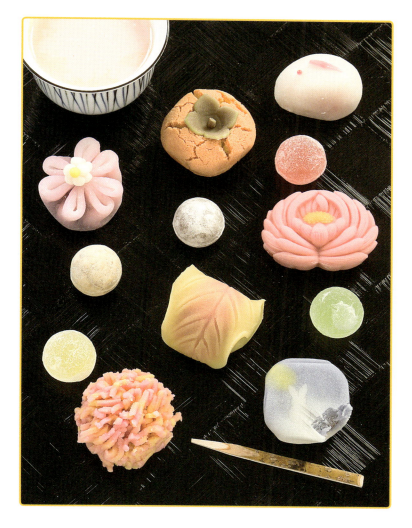

10 ロープウェイに乗って……

まちがい7つ

解答は41ページ

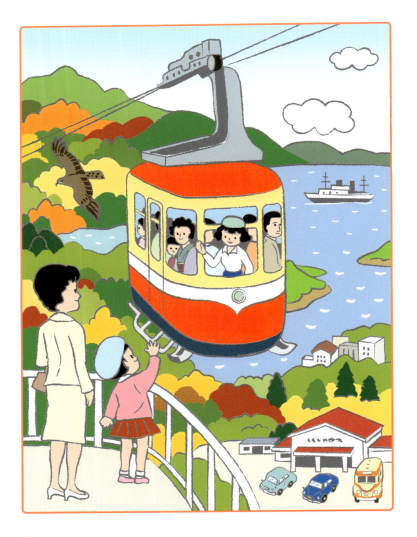

第1章 懐かしき昭和の風景 その1

ロープウェイに乗って、初めての空中散歩。眼下に広がる景色は、別世界のようですね。右の絵は左の絵と違うところが全部で7つあります。すべて見つけて、○で囲んでください。

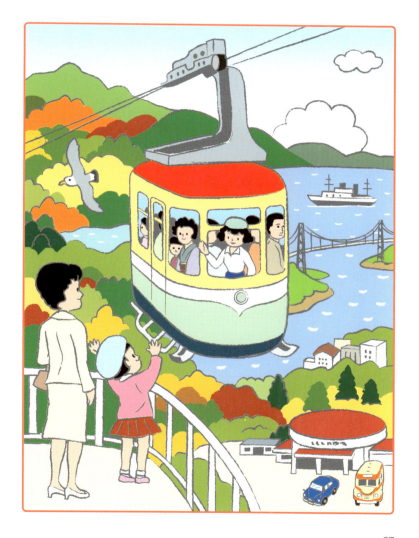

11 おばあちゃん、来たよ〜

まちがい**7**つ

解答は41ページ

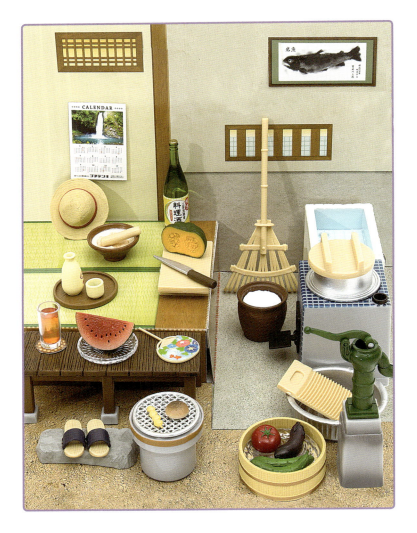

第1章 懐かしき昭和の風景 その1

かまどで炊いたご飯に、採れたての野菜。田舎のおばあちゃんちのごちそうは最高だよ！　右の写真は左の写真と違うところが全部で7つあります。すべて見つけて、○で囲んでください。

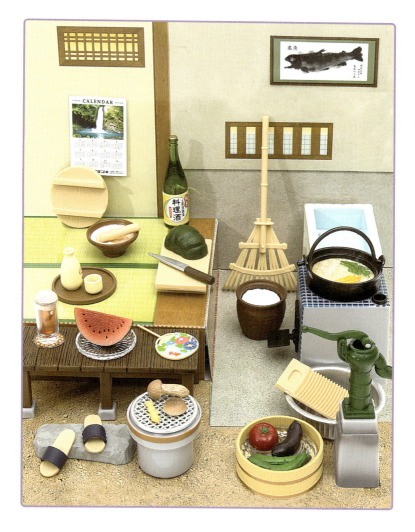

12 おそば屋さんの出前持ち

まちがい**7つ**　　　　　　　　　解答は41ページ

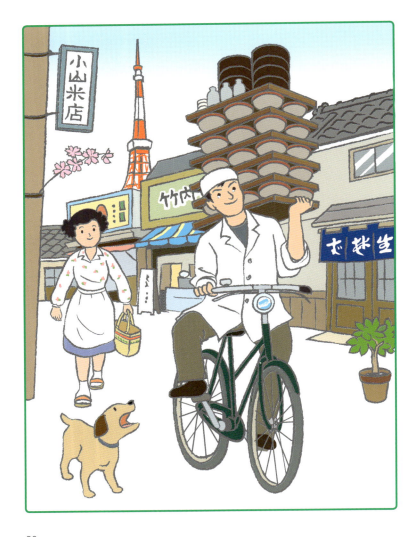

第1章 懐かしき昭和の風景 その1

昔のおそば屋さんは、何段にも重ねられたおそばを、片手で楽々と運んでいました。右の絵は左の絵と違うところが全部で7つあります。すべて見つけて、○で囲んでください。

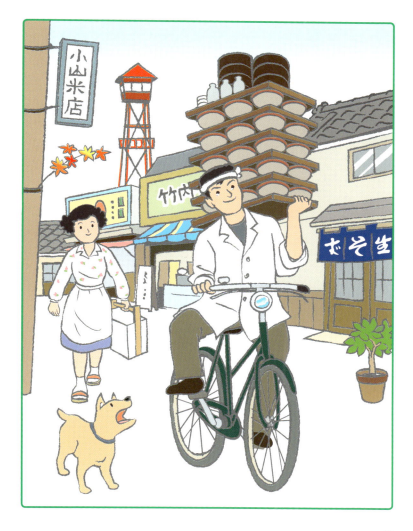

31

13 銭湯でいい湯だな♪

まちがい7つ

解答は42ページ

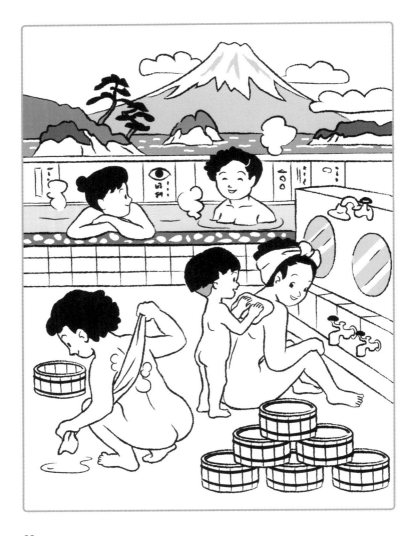

第1章　懐かしき昭和の風景　その1

家族で通った銭湯も懐かしいですね。近所の人たちとのおしゃべりも楽しみのひとつでした。右の絵は左の絵と違うところが全部で7つあります。すべて見つけて、○で囲んでください。

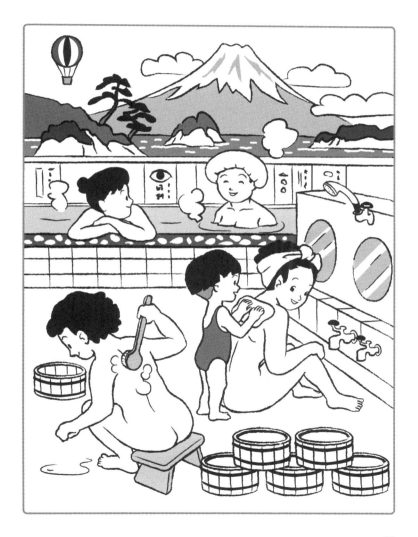

14 立ち読みは禁止！

まちがい7つ　　　　　　　　　解答は42ページ

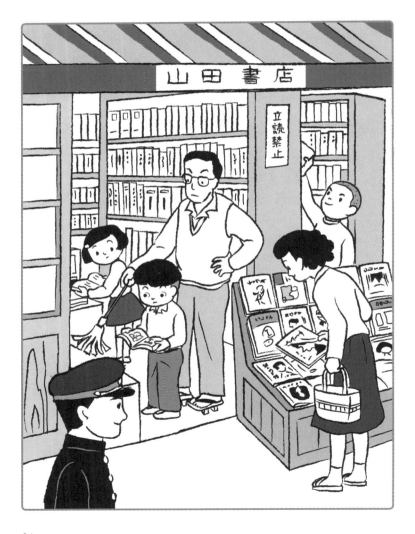

第1章　懐かしき昭和の風景　その1

「立ち読みは禁止だよ」って、お店の人に怒られちゃった。でも、あとちょっとだけ……。右の絵は左の絵と違うところが全部で7つあります。すべて見つけて、○で囲んでください。

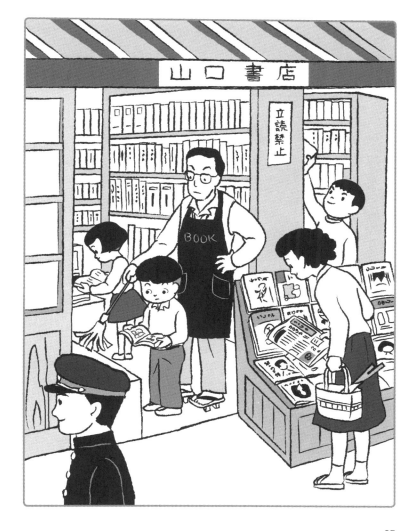

15 昼休みは屋上バレーボール

まちがい7つ

解答は42ページ

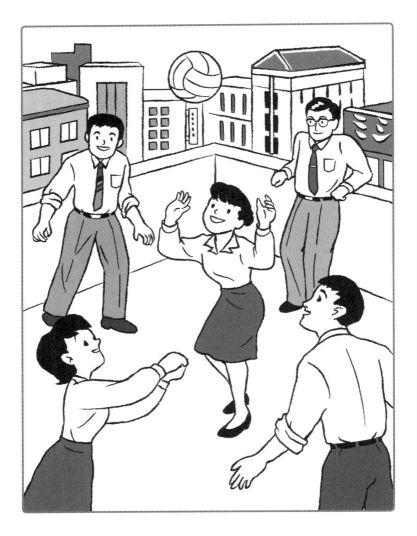

第1章 懐かしき昭和の風景 その1

職場の昼休み。食事がすんだら屋上に集合！ バレーボールで軽く汗を流しましょう。右の絵は左の絵と違うところが全部で7つあります。すべて見つけて、〇で囲んでください。

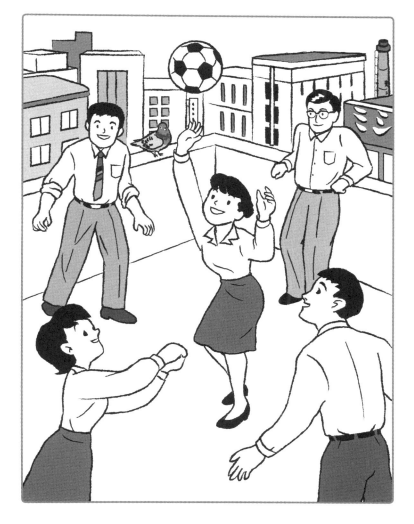

16 銀座で見つけた動物たち

探すもの7つ　　　　　　　　　　　　解答は42ページ

7種類の動物たちが隠れています。すべて見つけましょう。

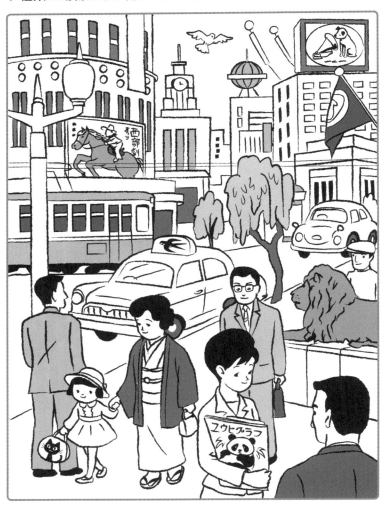

第1章 解答

1 喫茶店で待ち合わせ

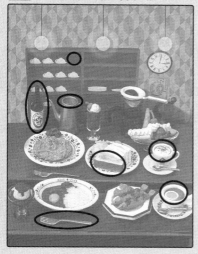

2 家族そろって海水浴

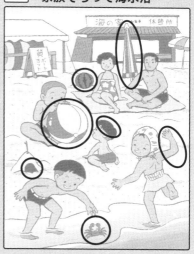

3 昭和の子どもたち

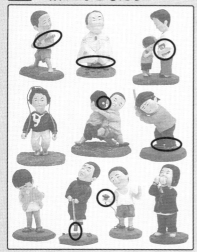

4 風邪ひいちゃった……

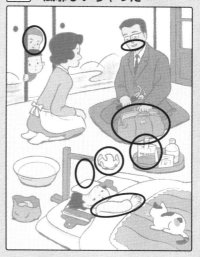

第1章　解答

5　動物たちに会いに行こう！

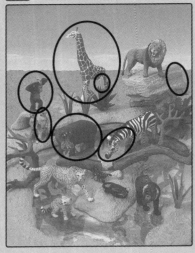

6　公園のボートで

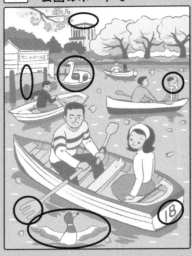

7　メンコで勝負だ！

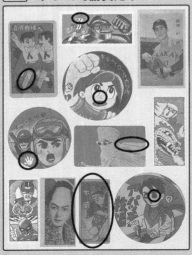

8　蚊帳を吊って

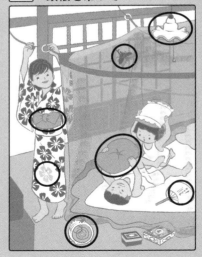

第1章 解答

9 お茶の時間ですよ
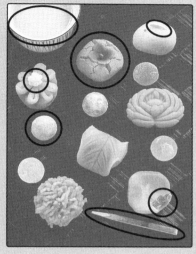

10 ロープウェイに乗って……
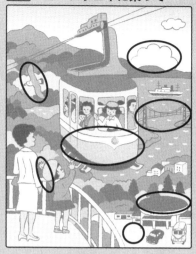

11 おばあちゃん、来たよ〜
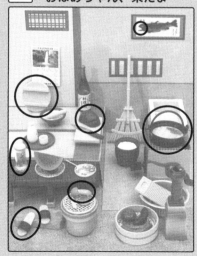

12 おそば屋さんの出前持ち
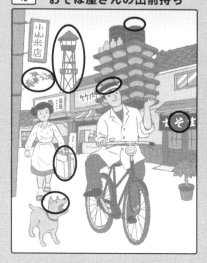

41

第1章 解答

13 銭湯でいい湯だな♪

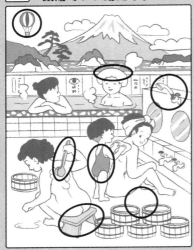

14 立ち読みは禁止！

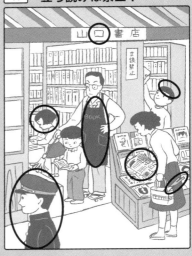

15 昼休みは屋上バレーボール

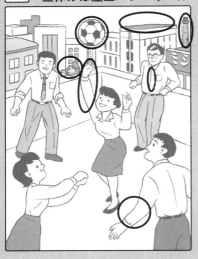

16 銀座で見つけた動物たち

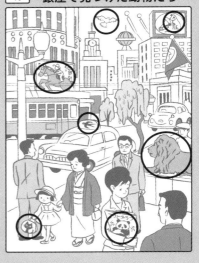

第2章

昭和を遊んだ
子どもたち

全31問

第2章では、昭和の子どもたちの
遊びを再現しました。テレビゲー
ムなどない時代の豊かな遊びを楽
しんでください。左右のページを
見比べて、それぞれ8つの間違い
を探しましょう。また、コトバの
間違い探しもあります。

17　シャボン玉飛んだ！

まちがい8つ　　　　　　　　　解答は78ページ

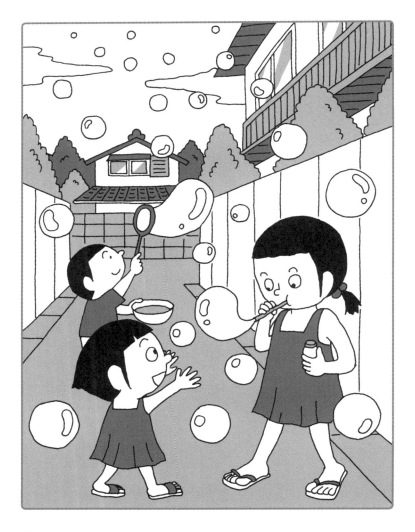

第2章 昭和を遊んだ子どもたち

ふわふわ飛んだシャボン玉。キラリと光って、あっという間に消えちゃいましたね。右の絵は左の絵と違うところが全部で8つあります。すべて見つけて、○で囲んでください。

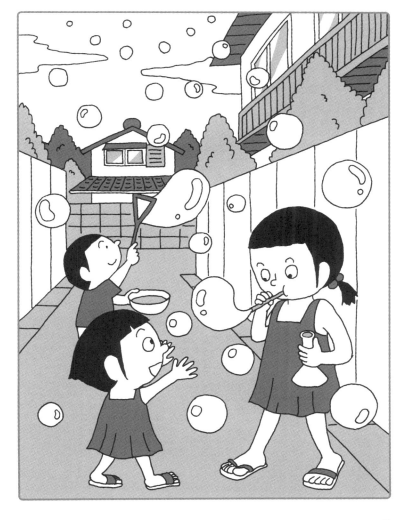

18 気づかれないように……

まちがい8つ　　　　　　　　　　　　解答は78ページ

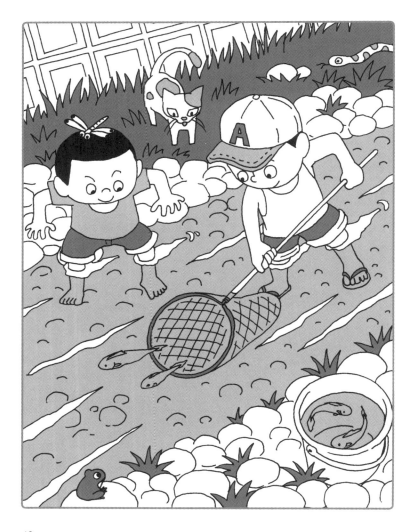

第 2 章　昭和を遊んだ子どもたち

近所の川は、いつだって子どもたちの遊び場です。網とバケツで、魚取りも朝飯前。右の絵は左の絵と違うところが全部で 8 つあります。すべて見つけて、○で囲んでください。

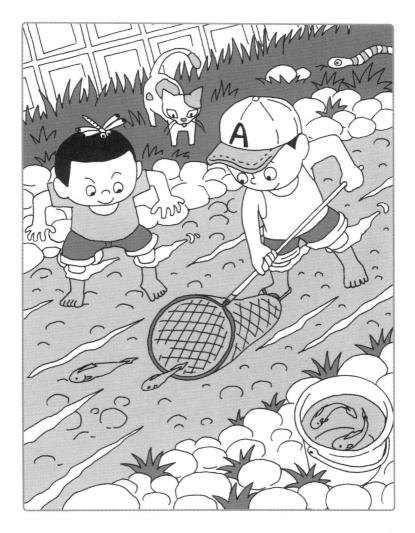

19 よし、ひっくり返った！

まちがい8つ 解答は78ページ

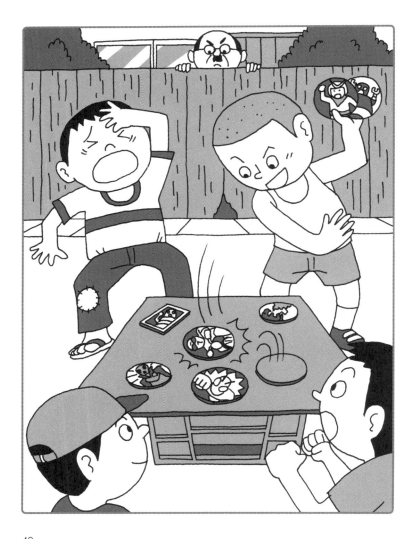

第2章　昭和を遊んだ子どもたち

男の子たちの遊びの定番と言えば、メンコ。男同士の火花散る、熱い戦いがありました。右の絵は左の絵と違うところが全部で8つあります。すべて見つけて、○で囲んでください。

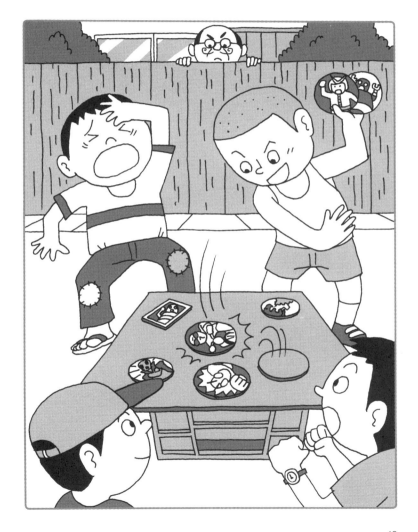

20 泥んこ遊び、楽しいね

まちがい8つ

解答は78ページ

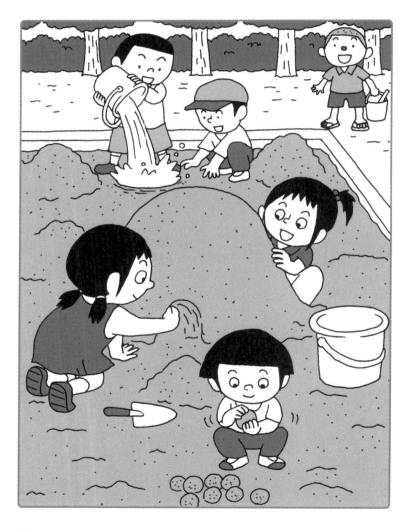

第 2 章　昭和を遊んだ子どもたち

砂山のトンネルを掘ったり、泥団子を作ったり、どの子もみんな泥んこ遊びに夢中でした。右の絵は左の絵と違うところが全部で 8 つあります。すべて見つけて、○で囲んでください。

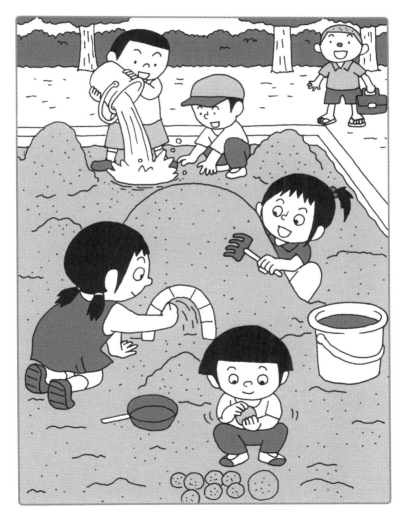

コトバの間違い探し

正しい意味はどっち？

正しいほう(本来の意味)の記号に○をつけましょう。 解答は79ページ

21 敷居が高い

A とっつきにくくて、気後れしてしまうこと。

B 不義理などをして、相手の家に行きにくいこと。

22 かわいい子には旅をさせよ

A 我が子がかわいいなら、親元で甘やかさず、世間のさまざまなことを体験させたほうがよい。

B 我が子には、思う存分楽しい旅をさせるのがよい。

23 やおら立ち上がる

A 突然、不意に立ち上がる。

B ゆっくりと、静かに立ち上がる。

24 失笑

A 他人の失敗や間違いを目撃し、あきれて笑うこと。

B 笑ってはならないような場面で、おかしさに耐えきれず、噴き出してしまうこと。

第2章　昭和を遊んだ子どもたち

コトバの間違い探し
正しい漢字はどっち？

正しいほうの記号に○をつけましょう。　　　解答は79ページ

25
A　成績
B　成積

26
A　興味深々
B　興味津々

27
A　的を得る
B　的を射る

28
A　濡れ手で粟
B　濡れ手で泡

53

29 みーんな、びしょ濡れ

まちがい8つ　　　　　　　　　解答は79ページ

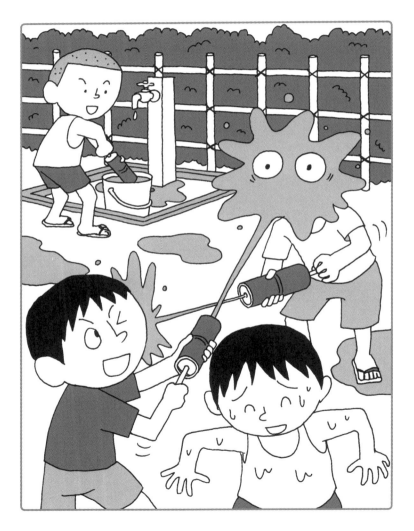

第 2 章　昭和を遊んだ子どもたち

竹の水鉄砲は、水の勢いが結構強くて、プラスチックのおもちゃにはない味がありますね。右の絵は左の絵と違うところが全部で 8 つあります。すべて見つけて、○で囲んでください。

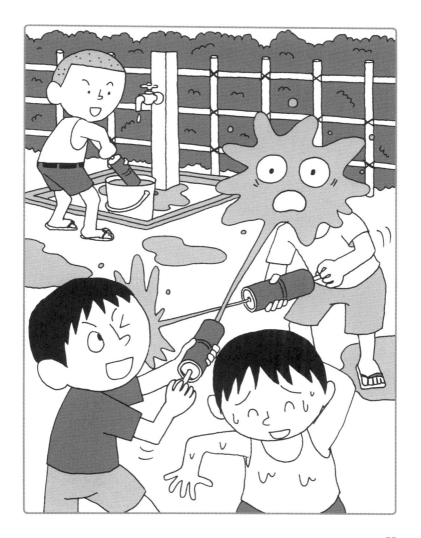

30 土管の中は秘密基地

まちがい8つ　　　解答は79ページ

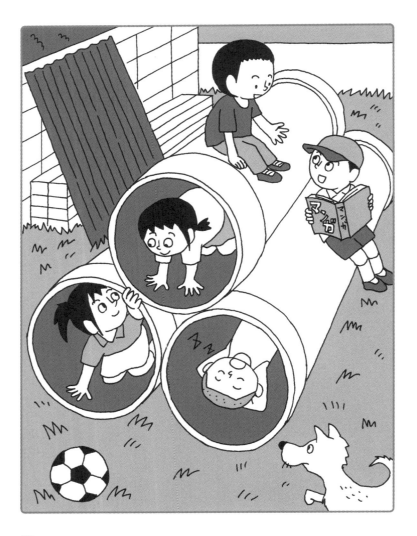

第 2 章　昭和を遊んだ子どもたち

空き地にあった土管は、子どもたちの格好の遊び場です。秘密基地もありましたっけ。右の絵は左の絵と違うところが全部で8つあります。すべて見つけて、○で囲んでください。

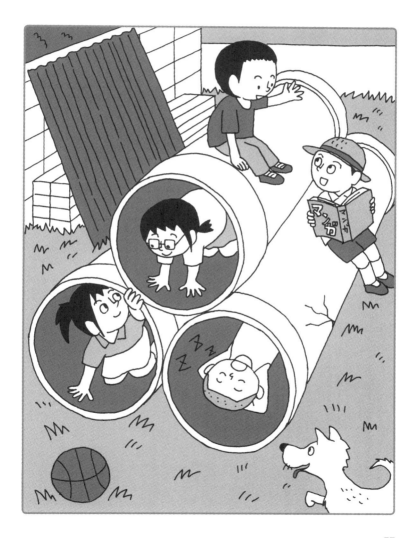

31 竹馬と缶ポックリ

まちがい8つ

解答は80ページ

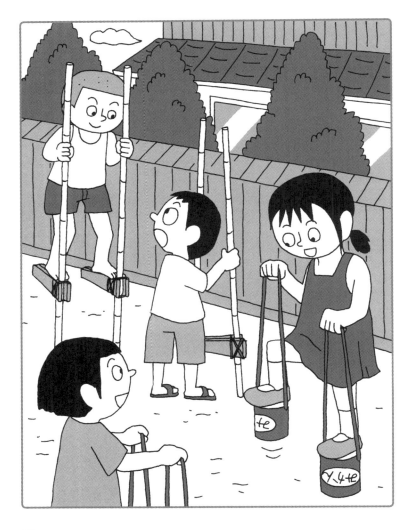

第2章 昭和を遊んだ子どもたち

竹馬や缶ポックリは、素朴だけど楽しい遊び。地面を鳴らす、あの音も懐かしいですね。右の絵は左の絵と違うところが全部で8つあります。すべて見つけて、○で囲んでください。

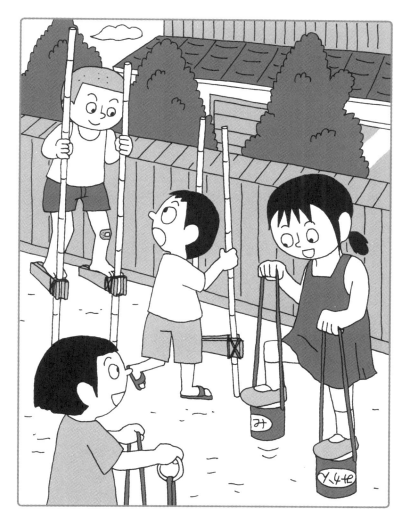

32 気分はジェットコースター

まちがい8つ 解答は80ページ

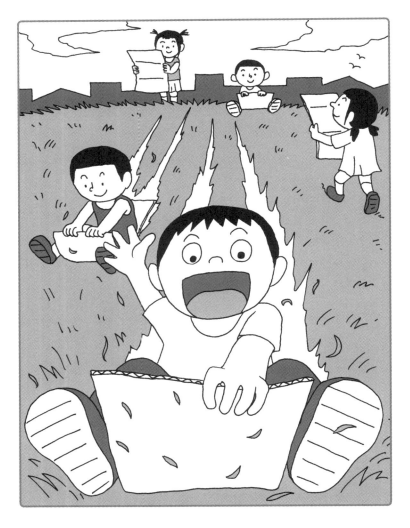

第2章　昭和を遊んだ子どもたち

段ボールをお尻の下に敷いて、土手から一気にすべり下りる！スリル満点の遊びです。右の絵は左の絵と違うところが全部で8つあります。すべて見つけて、○で囲んでください。

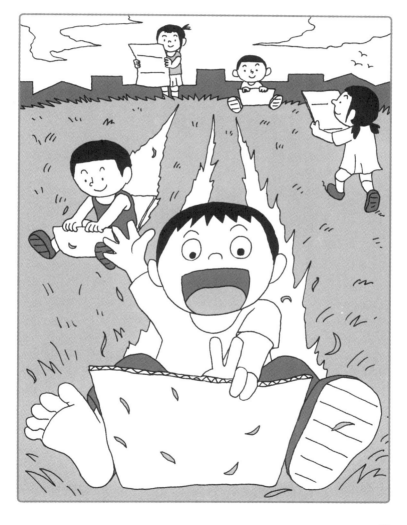

33 男子、ちゃんと掃除して！

まちがい8つ

解答は80ページ

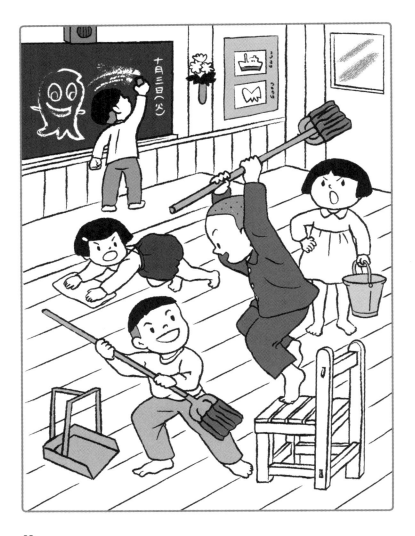

第2章 昭和を遊んだ子どもたち

毎日決まって、掃除の時間にチャンバラごっこ。女子を怒らせるのもいつものことです。右の絵は左の絵と違うところが全部で8つあります。すべて見つけて、○で囲んでください。

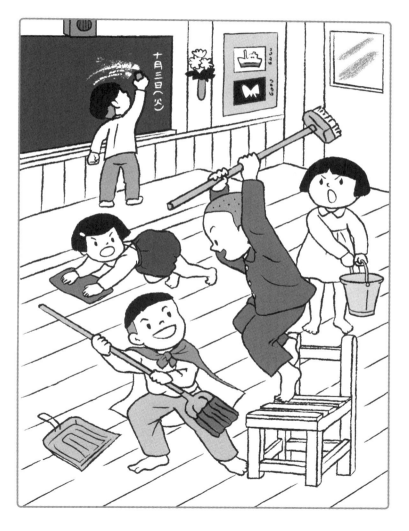

34 影が見えなくなるまで……

まちがい8つ

解答は80ページ

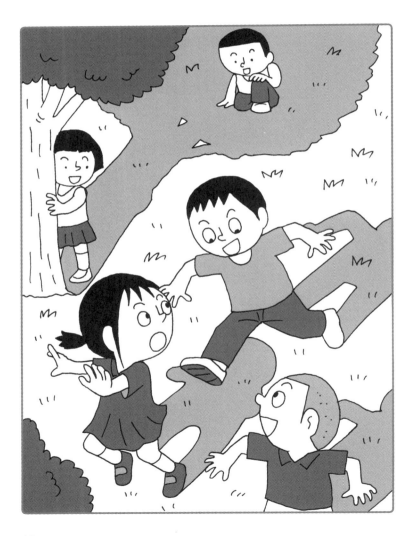

第 2 章　昭和を遊んだ子どもたち

影を踏まれたら負けの、影踏み遊び。影と自分が一体になる感覚が楽しい鬼ごっこです。右の絵は左の絵と違うところが全部で 8 つあります。すべて見つけて、○で囲んでください。

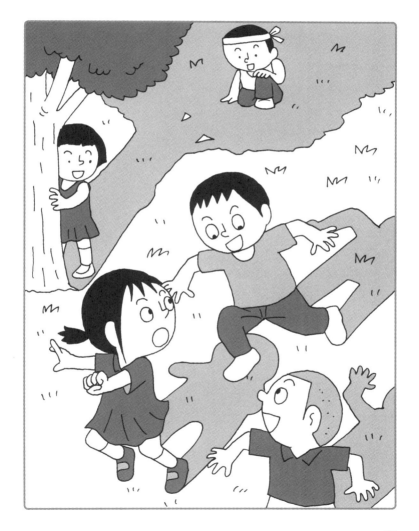

コトバの間違い探し

正しい意味はどっち？

正しいほう（本来の意味）の記号に○をつけましょう。　解答は81ページ

35　天地無用

A　上下を逆さにしてもよい。

B　上下を逆さにしてはいけない。

36　情けは人の為ならず

A　人に情けをかけるのは、自立の妨げになって、その人の為にならない。

B　人に情けをかけると、巡り巡ってよい報いがくる。

37　気が置けない

A　気遣いをしなくてよいということ。

B　気を許せない、油断できないということ。

38　確信犯

A　自らの信念に基づいて、正しいと信じて犯罪を行う。

B　間違っているとわかっていて犯罪を行う。

第2章 昭和を遊んだ子どもたち

コトバの間違い探し

正しい使い方はどっち？

正しいほうの記号に○をつけましょう。　　　解答は81ページ

39

A シュミレーション

B シミュレーション

40

A 愛想をふりまく

B 愛嬌をふりまく

---

41 部下が上司に使う場合

A 大変勉強になりました

B 大変参考になりました

---

42 部下が上司に使う場合

A 了解しました

B 承知しました

67

43 草相撲ではっけよーい！

まちがい8つ　　　　　　　　　　　　解答は81ページ

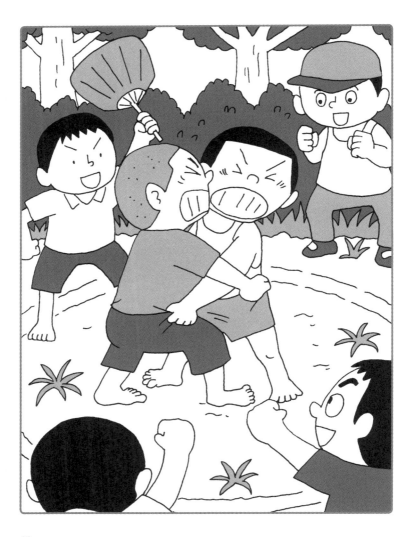

第 2 章　昭和を遊んだ子どもたち

はっけよーい、残った、残った！　さあ、どっちが横綱か、今日こそ決着をつけようぜ。右の絵は左の絵と違うところが全部で 8 つあります。すべて見つけて、○で囲んでください。

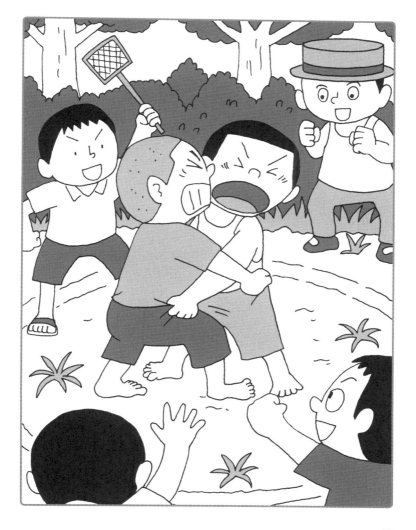

44 缶けりのヒーロー

まちがい8つ 解答は81ページ

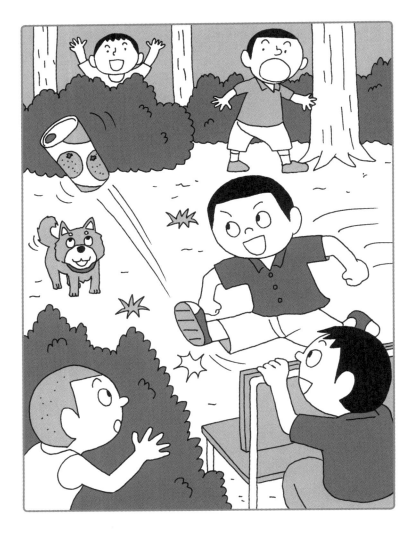

第2章　昭和を遊んだ子どもたち

鬼を出し抜き、缶をけり上げてヒーローになる瞬間が、缶けり遊びの醍醐味ですよね。右の絵は左の絵と違うところが全部で8つあります。すべて見つけて、○で囲んでください。

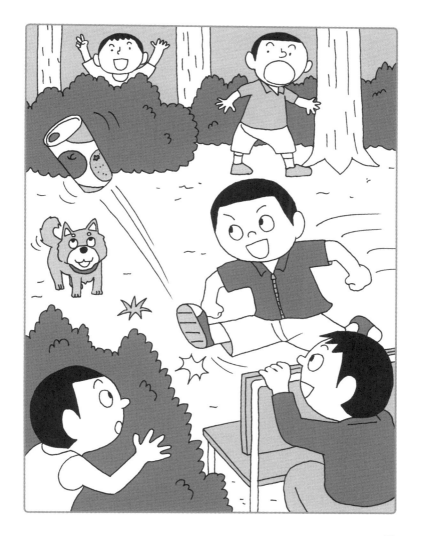

45 紙芝居の始まり、始まり〜

まちがい8つ　　　　　　　　　解答は82ページ

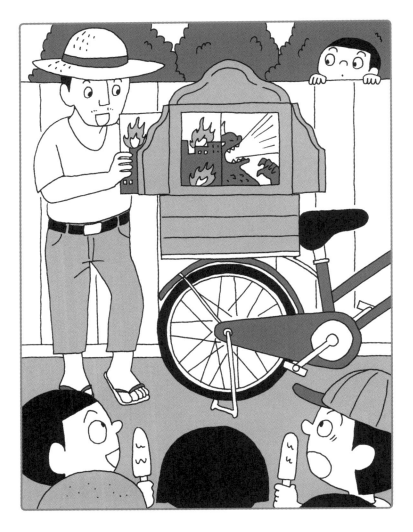

第2章　昭和を遊んだ子どもたち

紙芝居屋さんが来ると、10円玉を握りしめた子どもたちが、大勢集まったものでした。右の絵は左の絵と違うところが全部で8つあります。すべて見つけて、○で囲んでください。

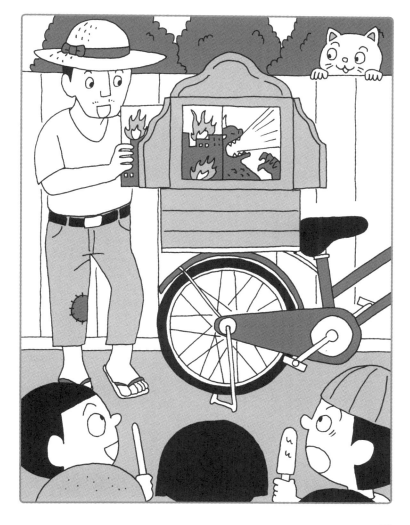

46 廊下に立ってなさい！

まちがい8つ　　　　　　　　　　　　　　解答は82ページ

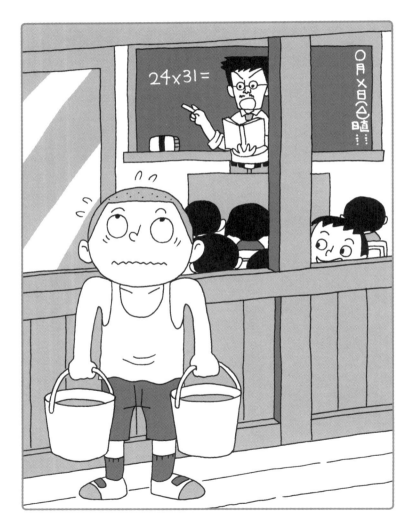

第 2 章　昭和を遊んだ子どもたち

先生を怒らせて、廊下に立たされる子って、いつも同じ子だったような気がしませんか。右の絵は左の絵と違うところが全部で 8 つあります。すべて見つけて、○で囲んでください。

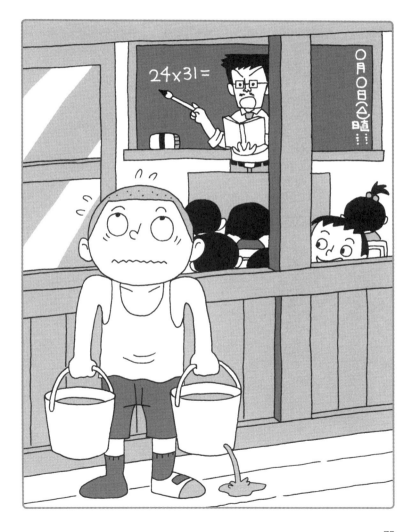

47 駄菓子屋さんに集合！

まちがい8つ

解答は82ページ

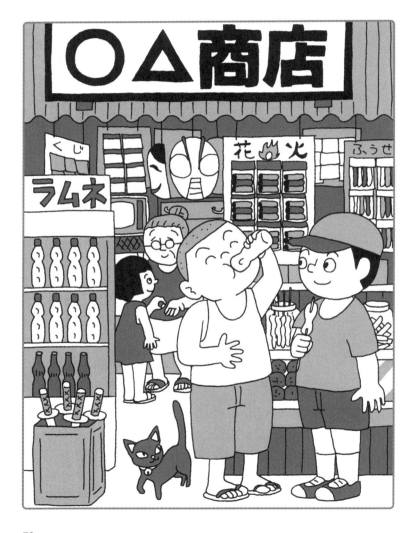

第2章 昭和を遊んだ子どもたち

駄菓子屋さんは子どもたちのパラダイス。何を買うか、いつも真剣に考えていましたね。右の絵は左の絵と違うところが全部で8つあります。すべて見つけて、○で囲んでください。

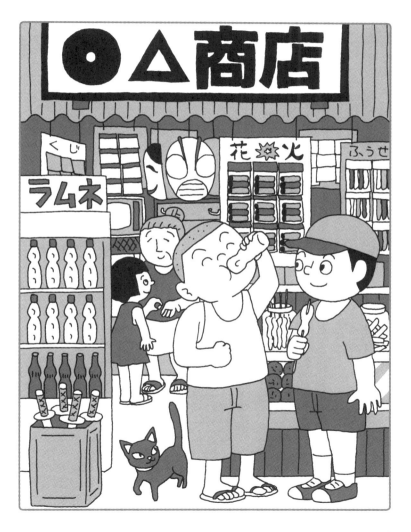

第2章 解答

17 シャボン玉飛んだ！
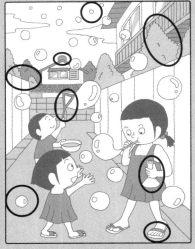

18 気づかれないように……
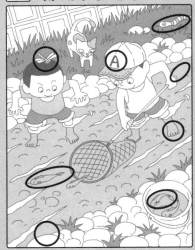

19 よし、ひっくり返った！
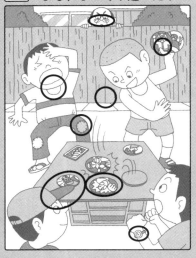

20 泥んこ遊び、楽しいね
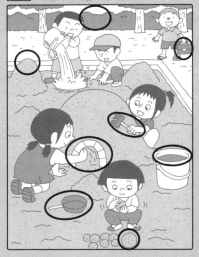

第2章 解答

21 B

例 親に迷惑ばかりかけているので、実家に帰るのは敷居が高い。

22 A

例 かわいい子には旅をさせよ、というだろ。そろそろあいつも自立させないとな。

23 B

例 彼は、やおら立ち上がると、静かにその場をあとにした。

24 B

例 葬儀会場で、参列者の神妙な顔つきがおかしくてたまらず、失笑してしまった。

25 A

仕事や学業などの結果に対する評価。「積」はただ積み上げる意味だが、「績」には紡ぎ積み重ねるという意味がある。

26 B

興味が尽きることなく、次々と湧いてくる様子。「津々」は絶えず湧き出るさま。「深々」はひっそり静まり返るさま。

27 B

目標に当たる。転じて、的確に要点をつかんだ発言や応答をすること。「的」は矢で射抜くもの、よって「射る」が正しい。

28 A

濡れた手で粟をつかむと、触っただけで手に多くの粟がついてくることから。何の苦労もせずに多くの利益を得ること。

29 みーんな、びしょ濡れ

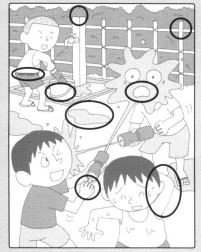

30 土管の中は秘密基地

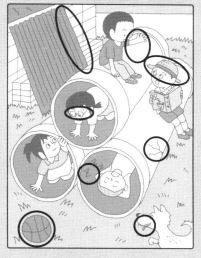

第2章 解答

31 竹馬と缶ポックリ
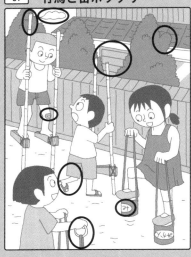

32 気分はジェットコースター
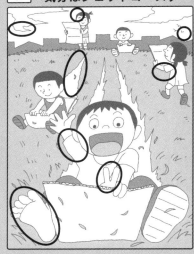

33 男子、ちゃんと掃除して！
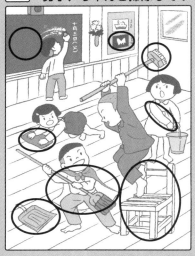

34 影が見えなくなるまで……
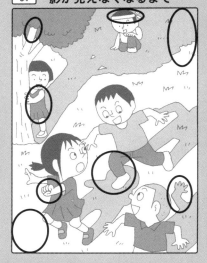

第2章 解答

35 B

例 この荷物は、天地無用だ。絶対に引っくり返すんじゃないぞ。

36 B

例 人に尽くしてあげれば、きっと、いつか自分にも運が向いてくるよ。情けは人の為ならずだ。

37 A

例 彼は無二の親友で、腹を割った、気が置けない付き合いをしている。

38 A

例 無差別に人を傷つける、テロリストのような確信犯の行為は、断じて許せない。

39 B

英語表記は、「simulation」。予測・設計・計画策定などのために、現実のモデルを作って実験すること。

40 B

言動や表情などで、人の心を和ませるよう振る舞うこと。「愛想」は人に示す好意。愛想がいい、悪いなど。

41 A

「参考」だと、自分の考えを決める際の「足しにする」といったニュアンスが入る。上司に対しては「勉強」がふさわしい。

42 B

「了解」は、同僚や目下の者に使う言葉で、何かを「承諾」したときに使う。上司に使うと、失礼にあたる。

43 草相撲ではっけよーい！

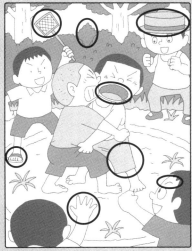

44 缶けりのヒーロー

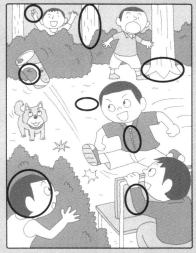

第2章 解答

45 紙芝居の始まり、始まり〜

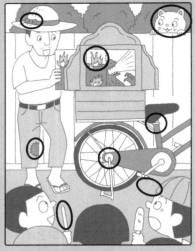

46 廊下に立ってなさい！

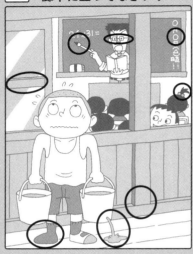

47 駄菓子屋さんに集合！

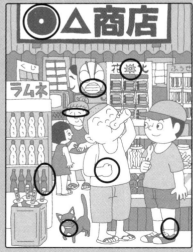

第3章

懐かしき昭和の風景
その2

全32問

第3章では、再び、懐かしい昭和の風景をお届けします。今ではほとんど見られなくなった、昭和感満載の風景ばかりです。左右のページを見比べて、それぞれ9つの間違いを探してください。また、学校に隠された野菜と果物、昭和30年代の風景にはないはずのものを探す問題、コトバの間違い探しもあります。

48 夏の終わりに花火を

まちがい9つ　　　　　　　　　解答は118ページ

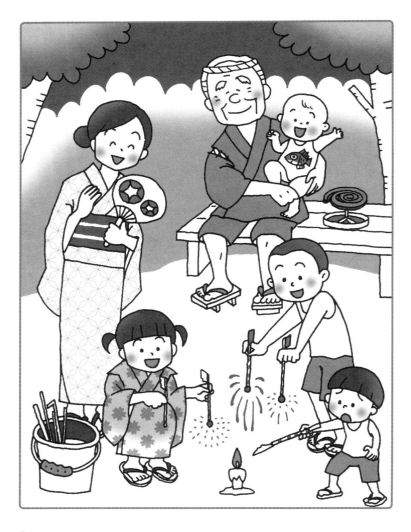

第3章 懐かしき昭和の風景 その2

火花と煙と火薬の匂い……。花火で遊んだ夏の夜は、夏休みの思い出の1ページです。右の絵は左の絵と違うところが全部で9つあります。すべて見つけて、○で囲んでください。

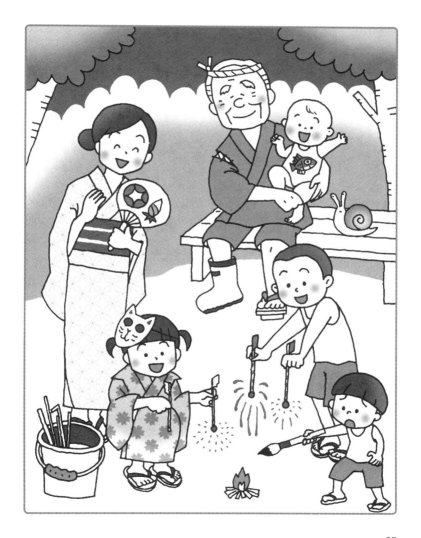

49 遊びたいけれど……

まちがい9つ　　　　　　　　　解答は118ページ

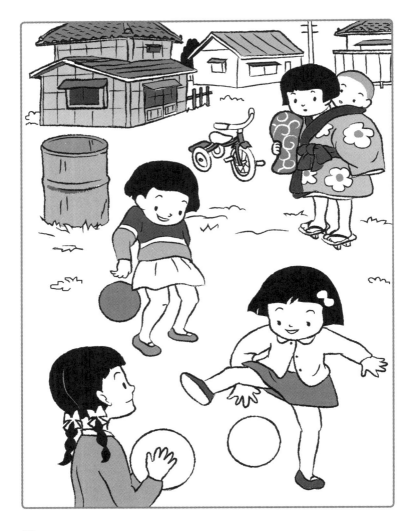

第3章 懐かしき昭和の風景 その2

弟の子守りは大きいお姉ちゃんの役目です。一緒に遊びたいけれど、がまんがまん……。右の絵は左の絵と違うところが全部で9つあります。すべて見つけて、○で囲んでください。

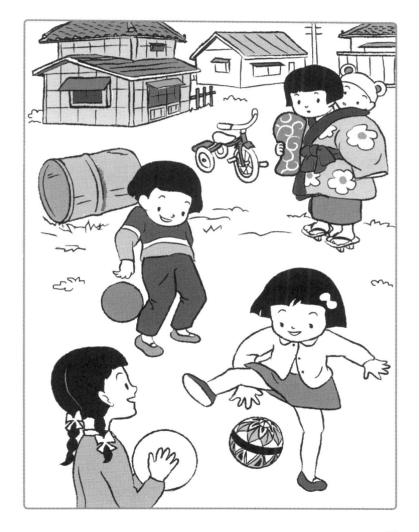

87

50 落ち葉掃きの後は

まちがい9つ

解答は118ページ

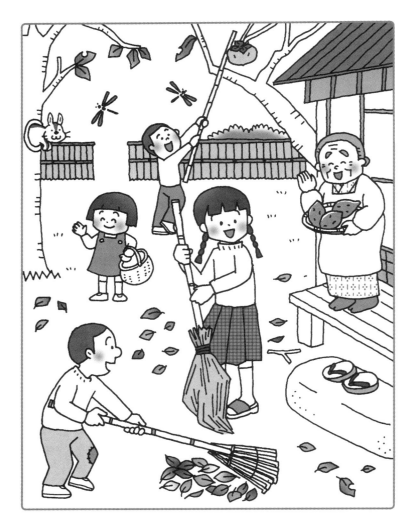

第3章 懐かしき昭和の風景 その2

掃いても掃いても、きりがない落ち葉。でも、掃除の後には焼き芋が待ってまーす。右の絵は左の絵と違うところが全部で9つあります。すべて見つけて、○で囲んでください。

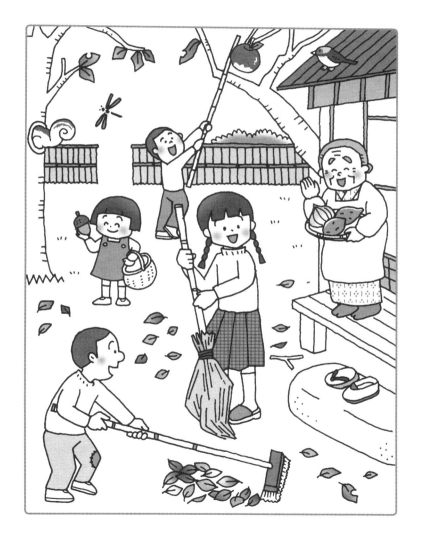

51 ホームで駅弁を

まちがい9つ

解答は118ページ

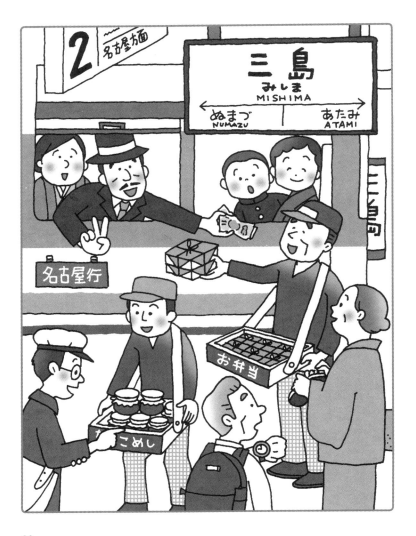

第3章 懐かしき昭和の風景 その2

弁当とお茶は、停車した駅で買いました。揺れる列車で食べると、ひと味違うんですよね。右の絵は左の絵と違うところが全部で9つあります。すべて見つけて、○で囲んでください。

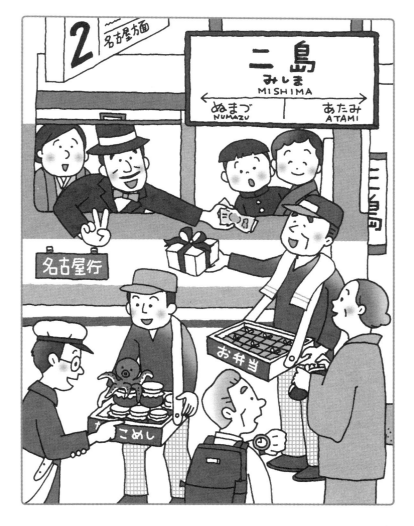

コトバの間違い探し

正しい漢字はどっち？

正しいほうの記号に○をつけましょう。　　　解答は119ページ

52

A 発掘

B 発堀

53

A 異句同音

B 異口同音

54

A 消息を断つ

B 消息を絶つ

55

A 馬子にも衣装

B 孫にも衣装

第3章　懐かしき昭和の風景　その2

コトバの間違い探し

正しい使い方はどっち？

正しいほう（本来の用法）の記号に○をつけましょう。　解答は119ページ

56

A　キューピッド

B　キューピット

57

A　目覚めが悪い

B　寝覚めが悪い

58　店員が客に使う場合

A　ご利用になれません

B　ご利用できません

59

A　とんでもないことでございます

B　とんでもございません

60 チンドン屋さんが来たぞ～

まちがい9つ

解答は119ページ

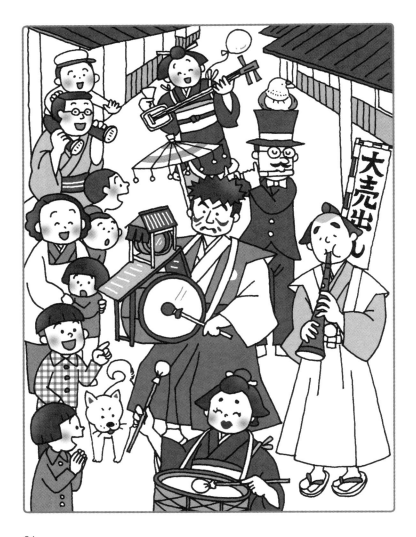

第3章 懐かしき昭和の風景 その2

かねや太鼓の音とともに、チンドン屋さんがやって来ると、通りが笑顔であふれました。右の絵は左の絵と違うところが全部で9つあります。すべて見つけて、○で囲んでください。

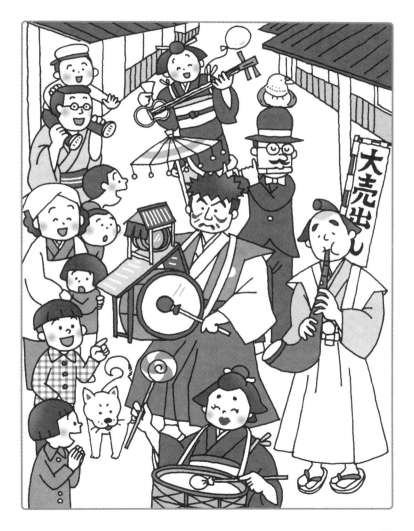

61 七輪で魚を焼けば……

まちがい9つ

解答は119ページ

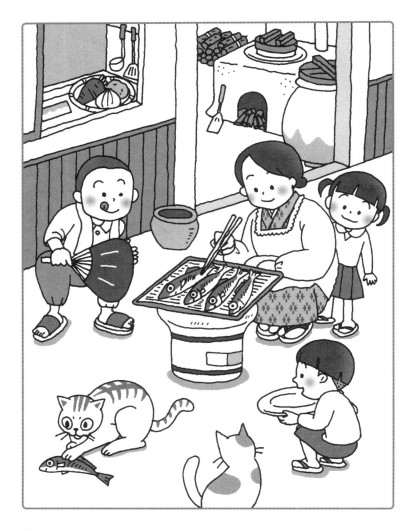

第3章 懐かしき昭和の風景 その2

秋刀魚でも、めざしでも、魚焼きなら七輪にかぎります。煙まで美味しい仕上がりですね。右の絵は左の絵と違うところが全部で9つあります。すべて見つけて、○で囲んでください。

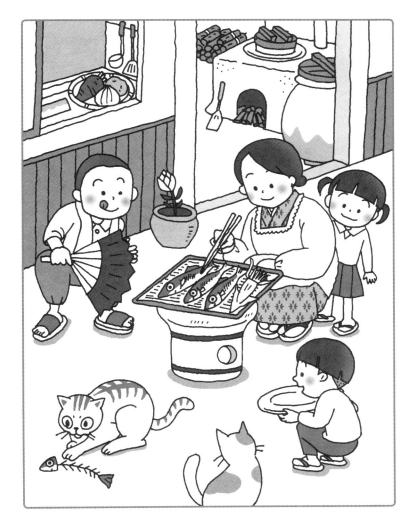

62 デパートのレストラン

まちがい9つ

解答は120ページ

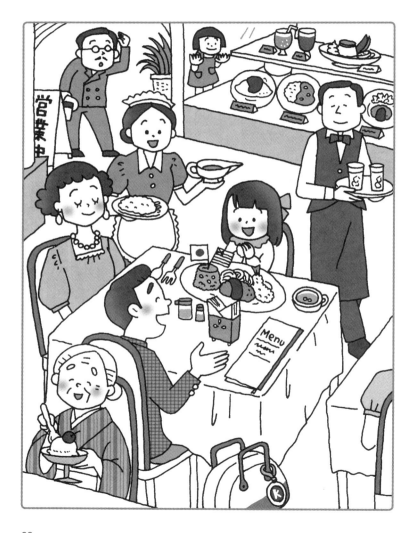

第3章 懐かしき昭和の風景　その2

ちょっとおめかしをして出かけた日は、デパートのレストランで洋食をいただきましょう。右の絵は左の絵と違うところが全部で9つあります。すべて見つけて、○で囲んでください。

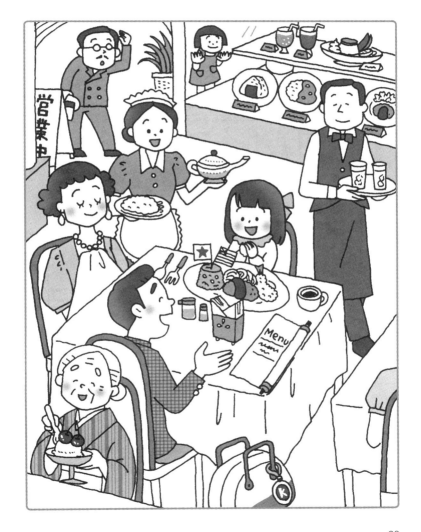

63 スイカが冷えたよ〜

まちがい9つ　　　　解答は120ページ

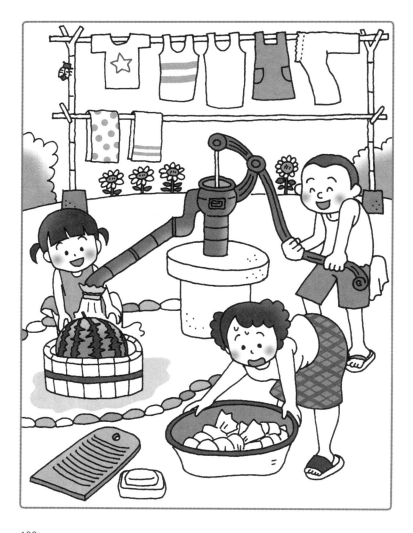

第3章　懐かしき昭和の風景　その2

手押しポンプでくみ出した冷たい井戸水は、スイカやラムネを冷やすのにも最適でした。右の絵は左の絵と違うところが全部で9つあります。すべて見つけて、○で囲んでください。

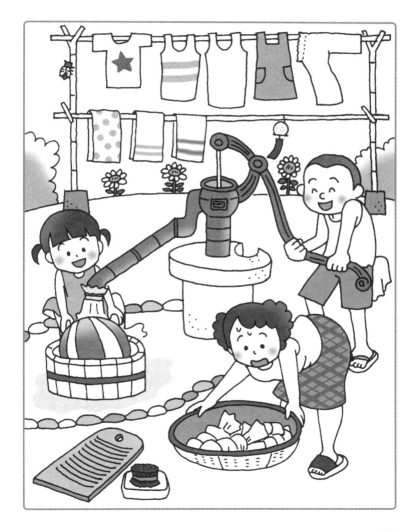

コトバの間違い探し

正しい意味はどっち？

正しいほう（本来の意味）の記号に○をつけましょう。解答は120ページ

---

64 他力本願

A 自分の努力でなく、他人の助けに期待すること。

B 自分の修行で悟りを得るのでなく、仏の力で救済されること。

---

65 姑息

A 一時の間に合わせ。その場しのぎのこと。

B 卑怯な相手に対して、その行為を責める言い方。

---

66 他山の石

A 他人のよい部分を参考にする。

B 他人の誤りを参考にする。

---

67 にやける

A にやにやと薄笑いを浮かべた表情のこと。

B 男性がなよなよとした態度をとること。

第3章 懐かしき昭和の風景 その2

コトバの間違い探し

正しい漢字はどっち？

正しいほうの記号に○をつけましょう。　　解答は120ページ

68
A 切半
B 折半

69
A 画竜点晴
B 画竜点晴

70
A 伸るか反るか
B 乗るか反るか

71
A 家宝は寝て待て
B 果報は寝て待て

103

72 子どもが多かった時代

まちがい9つ

解答は121ページ

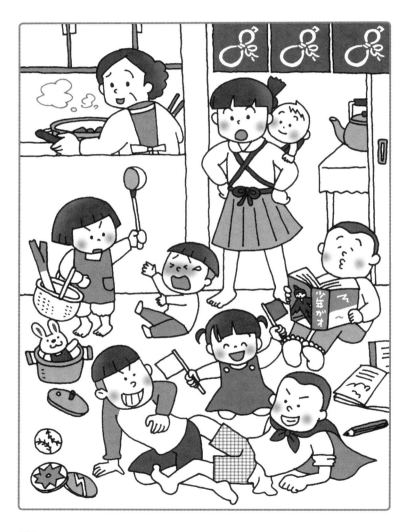

第3章　懐かしき昭和の風景　その2

朝から晩まで、どこの家でも、子どもたちのにぎやかな声が聞こえない日はありません。右の絵は左の絵と違うところが全部で9つあります。すべて見つけて、○で囲んでください。

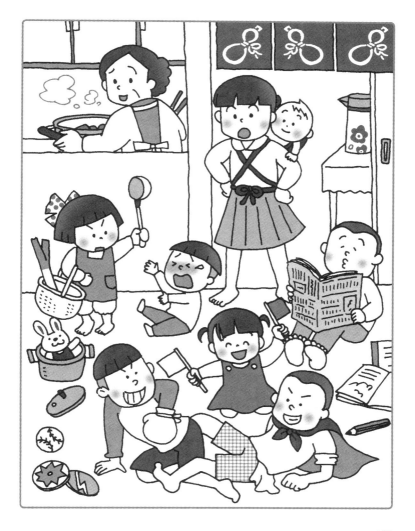

73 花嫁さんが通ります

まちがい9つ

解答は121ページ

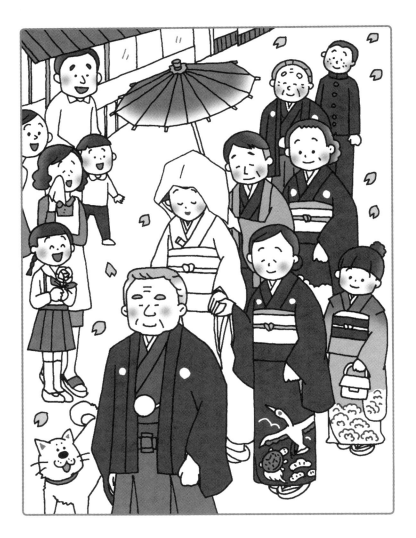

第3章 懐かしき昭和の風景 その2

花嫁さんの行列が通ります。今日は、ご近所のみなさんも幸せのお裾分けをいただきます。右の絵は左の絵と違うところが全部で9つあります。すべて見つけて、○で囲んでください。

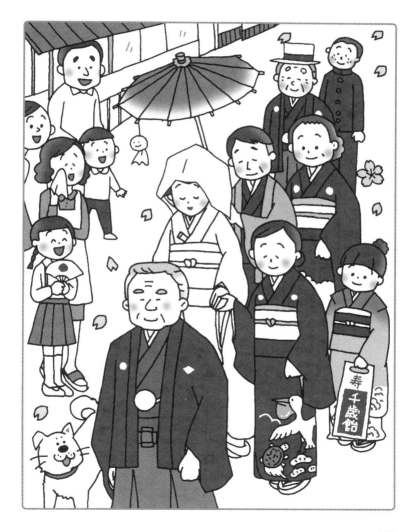

74 軒先で干し柿づくり

まちがい9つ　　解答は121ページ

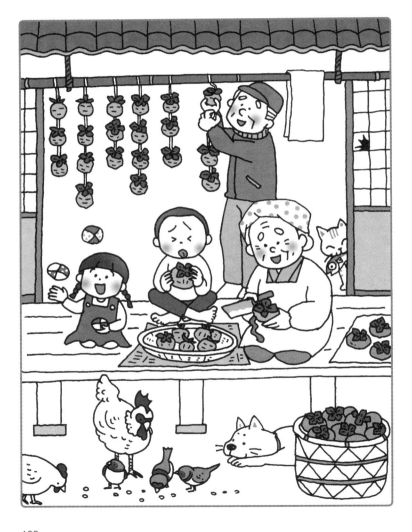

第3章 懐かしき昭和の風景 その2

家の軒先に吊るされた柿。渋くて食べられなかった柿が、甘い、甘〜い干し柿に変身です。右の絵は左の絵と違うところが全部で9つあります。すべて見つけて、○で囲んでください。

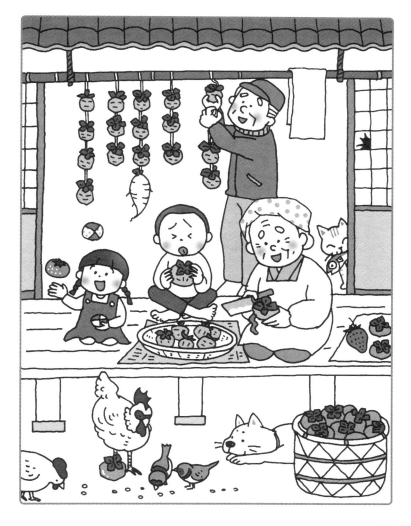

75 学校に隠された野菜と果物

探すもの7つ　　　　　　　　　　　　　解答は121ページ

野菜と果物が7つ隠れています。すべて見つけましょう。

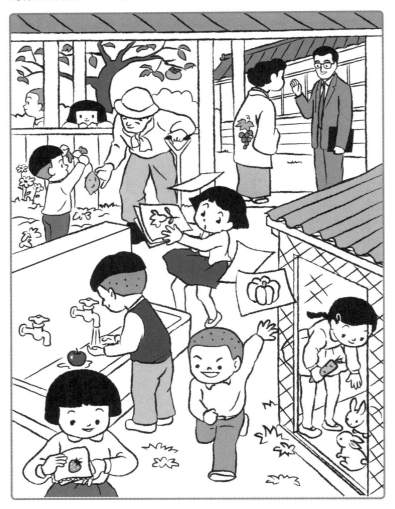

第3章 懐かしき昭和の風景 その2

76 昭和30年代にはないもの？

探すもの7つ　　　　　　　　　　　解答は122ページ

昭和30年代にはないはずのものが7つ。すべて見つけましょう。

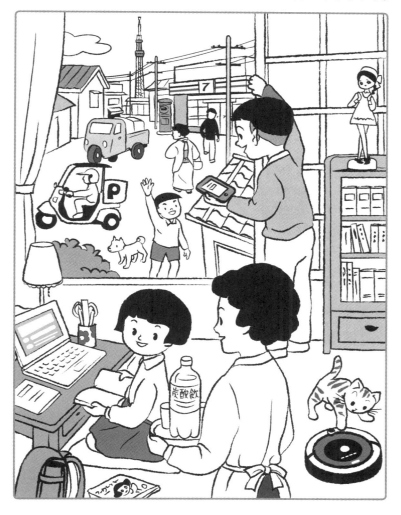

77 ドライブインにて

まちがい9つ

解答は122ページ

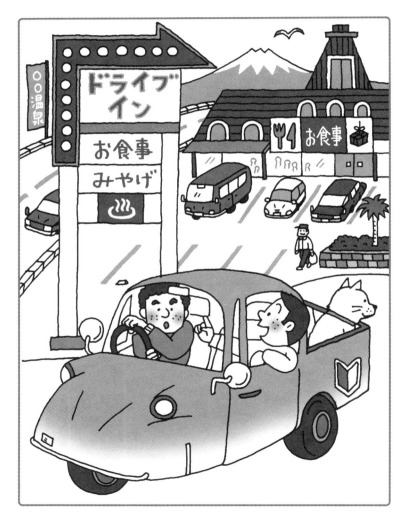

第3章 懐かしき昭和の風景 その2

たたずまいそのものが懐かしいドライブイン。車で旅行したら、必ず立ち寄ったものです。右の絵は左の絵と違うところが全部で9つあります。すべて見つけて、○で囲んでください。

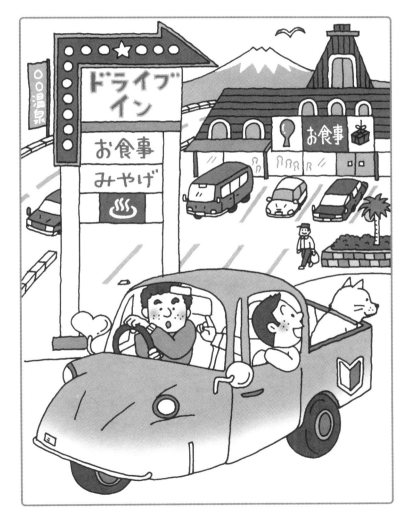

78 寝るときは川の字だった

まちがい9つ　　　解答は122ページ

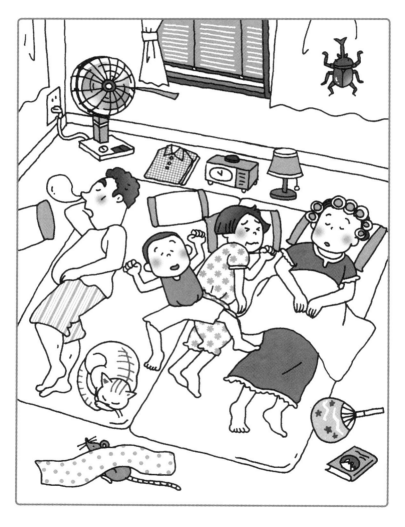

第3章 懐かしき昭和の風景 その2

子ども部屋なんて必要ない、親子そろって川の字で寝る。それが当たり前の時代でした。右の絵は左の絵と違うところが全部で9つあります。すべて見つけて、○で囲んでください。

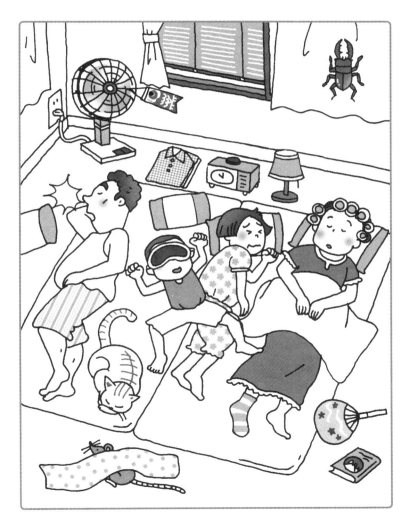

79　ご近所さんと雪下ろし

まちがい9つ　　　　　　　　　解答は122ページ

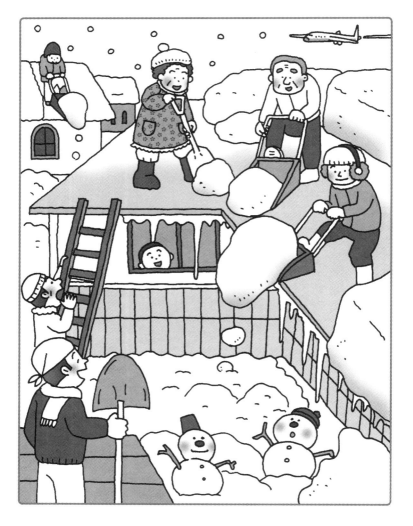

第3章 懐かしき昭和の風景 その2

毎年、雪下ろしはとにかく大仕事です。声をかけ合って、けがのないようにしましょう。右の絵は左の絵と違うところが全部で9つあります。すべて見つけて、○で囲んでください。

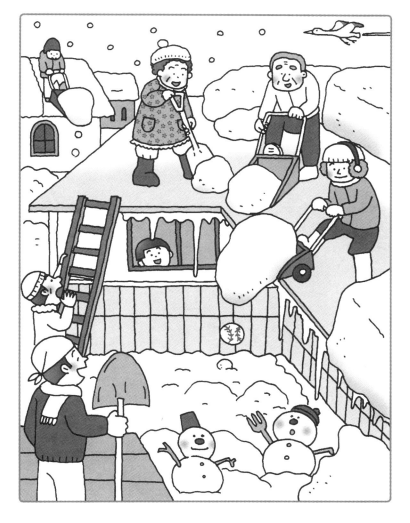

第3章 解答

48 夏の終わりに花火を

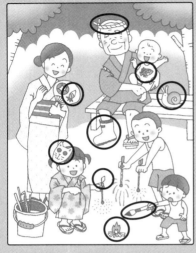

49 遊びたいけれど……

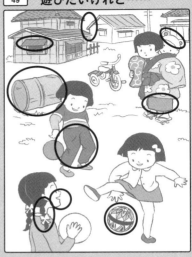

50 落ち葉掃きの後は

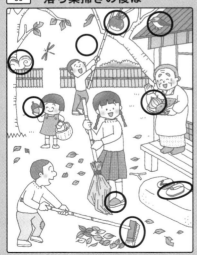

51 ホームで駅弁を

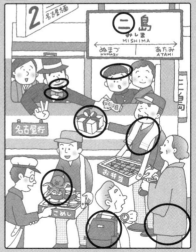

第3章 解答

52 A

知られていない価値のあるものを見つけ出すこと。「掘」は掘る意。「堀」は掘ってつくった穴を指す。

53 B

多くの人が「口」をそろえて同じことを言うこと。皆の意見が同じであること。「句」は、ひと区切りの言葉を指す。

54 B

行方がわからなくなること。「絶」は以後なくなる意。「断」は物事を断ち切る場合に使う。

55 A

外見を立派にすれば、誰でも引き立つということ。「馬子」は、馬に人や荷をのせて運ぶことを仕事とする人。

56 A

英語表記は、「Cupid」。翼のある裸体の少年の姿で、弓矢を持っている。その矢が当たると恋におちるとされている。

57 B

眠りから覚めた後の気分が悪い。また、自分の行為の後味がよくない。

58 A

客の行為に対しての言葉なので、「できる」「できない」は、失礼。

59 A

本来は「とんでもない」で一語。「とんでもないです」ならば可。

60 チンドン屋さんが来たぞ〜

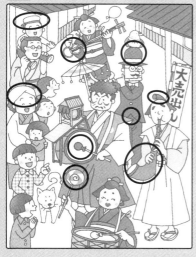

61 七輪で魚を焼けば……

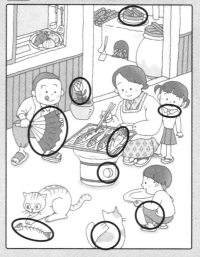

第3章 解答

62 デパートのレストラン

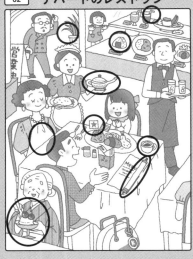

63 スイカが冷えたよ〜

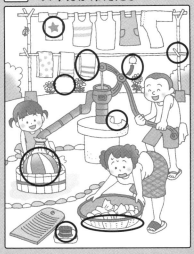

64 B

例 彼はついに阿弥陀仏に救いを求めた。すさみきった彼の魂は、他力本願によってようやく救われる時を迎えたのだ。

65 A

例 にっちもさっちもいかず、姑息な手段と知りつつも、一時しのぎに闇金に手を出してしまった。

66 B

例 彼の悪い噂は聞いているが、批判ばかりでなく、他山の石として自分を戒めるべきだろう。

67 B

例 父は昔気質(かたぎ)な人でね、化粧をしたり服装に金をかけたりする、にやけた男が気に入らないんだよ。

68 B

半分ずつ分けること。「折」はざっくり2つに切るという意味。「切」には刃物をぴったり当てて切るという意味がある。

69 A

物事を完成させる最後の仕上げ。「睛」は、ひとみの意。竜の絵にひとみを入れたら、天に昇ったという故事から。

70 A

矢を作る際の、乾燥による竹の曲がり方が語源。「のる」は伸びる意。

71 B

果報(幸福なこと)は自然にやってくるものなので、焦らず静かに待つしかない、ということ。

第3章　解答

72　子どもが多かった時代
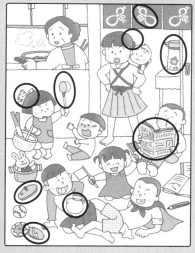

73　花嫁さんが通ります
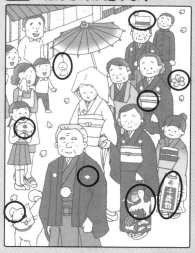

74　軒先で干し柿づくり
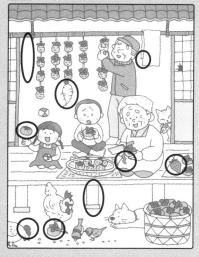

75　学校に隠された野菜と果物
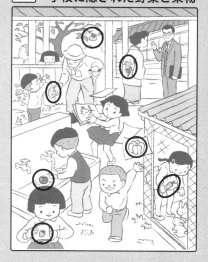

第3章 解答

76 昭和30年代にはないもの？
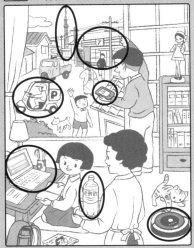

77 ドライブインにて
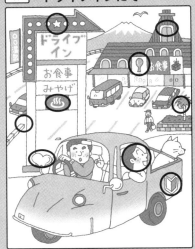

78 寝るときは川の字だった
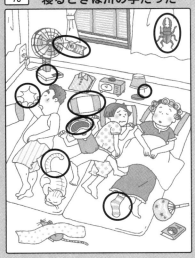

79 ご近所さんと雪下ろし
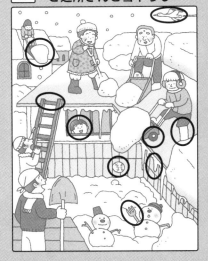

第4章

古き良き
思い出の行事

全21問

　第4章では、日本ならではの年中
行事を集めてみました。あんなこ
ともこんなこともやったなあ……
と思い出に浸ってください。左右
のページを見比べて、それぞれ
10個の間違いを探しましょう。
また、コトバの間違い探しもあり
ます。

80 たこ、たこ、揚がれ！

まちがい10個　　　解答は152ページ

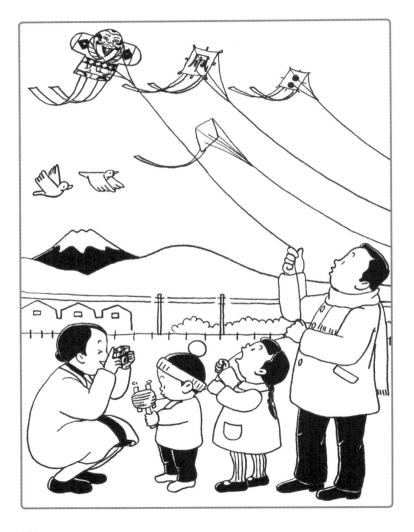

第4章 古き良き思い出の行事

お正月の空に高く舞うたこ。なかよし家族のように、たこも列になって風に向かっています。右の絵は左の絵と違うところが全部で10個あります。すべて見つけて、○で囲んでください。

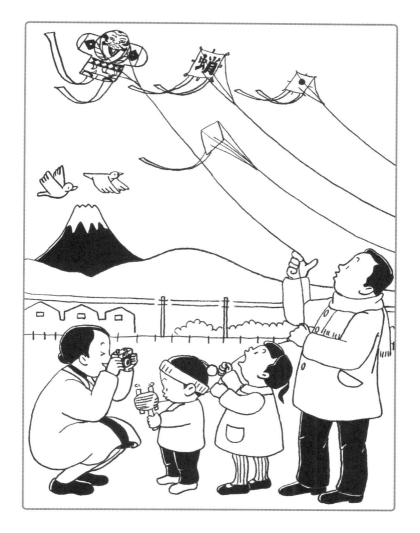

81 ひな祭りの準備

まちがい10個　　　解答は152ページ

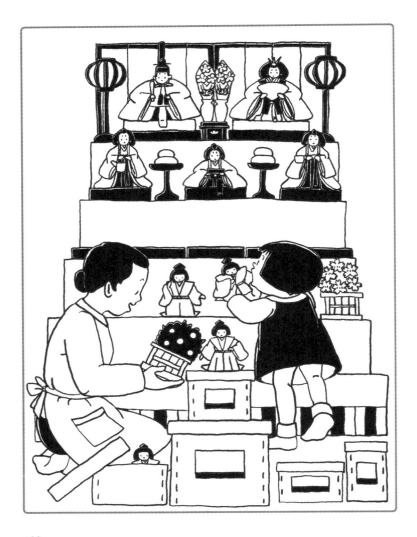

第4章 古き良き思い出の行事

ひな祭りは女の子にとって特別な日。おひなさまを前に、お母さんも少女の顔に戻ります。右の絵は左の絵と違うところが全部で10個あります。すべて見つけて、○で囲んでください。

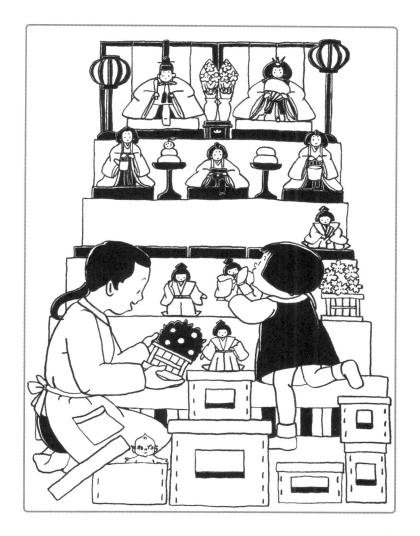

82 同僚たちとお花見へ

まちがい10個　　解答は152ページ

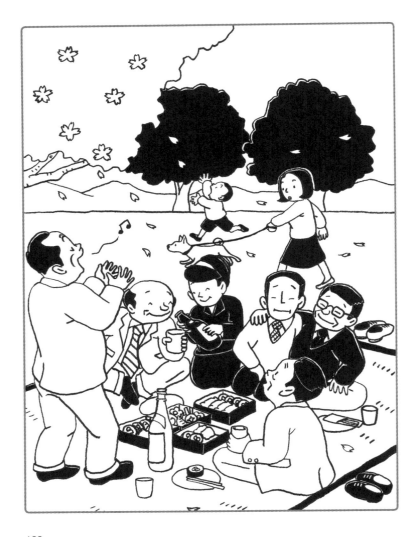

第4章 古き良き思い出の行事

今日のお花見は無礼講。満開の桜と優しい春の風に誘われて、陽気な宴が始まりました。右の絵は左の絵と違うところが全部で10個あります。すべて見つけて、○で囲んでください。

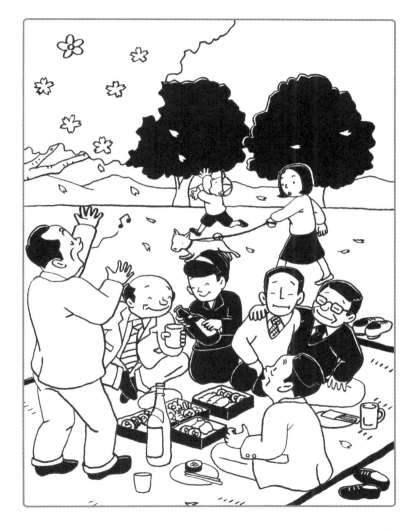

83 大空を泳ぐこいのぼり

まちがい10個　　　　　　　　　解答は152ページ

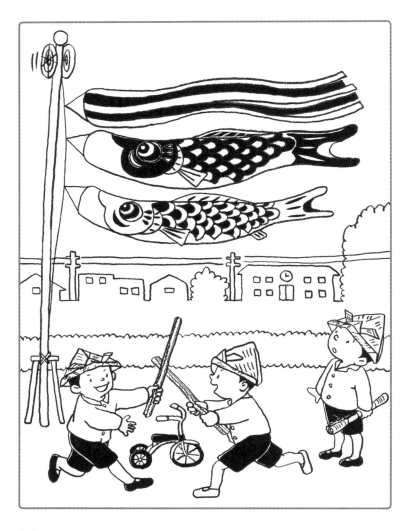

第4章 古き良き思い出の行事

今日は端午の節句。兜(かぶと)をかぶると強くなった気がするね。こいのぼりも見守っているよ。右の絵は左の絵と違うところが全部で10個あります。すべて見つけて、○で囲んでください。

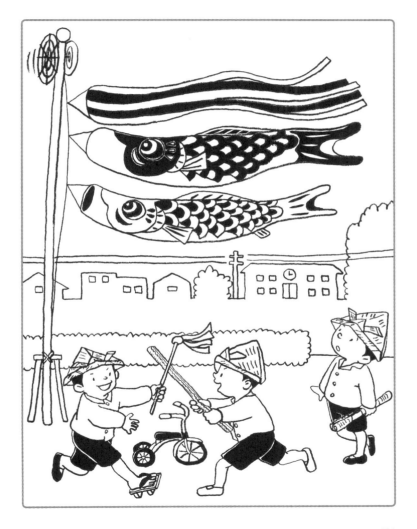

コトバの間違い探し

正しい漢字はどっち？

正しいほうの記号に○をつけましょう。　　　解答は153ページ

84

A 酒落

B 洒落

85

A 対症療法

B 対処療法

86

A 歯に絹着せぬ

B 歯に衣着せぬ

87

A 取り付く暇もない

B 取り付く島もない

第4章 古き良き思い出の行事

コトバの間違い探し

正しい使い方はどっち？

正しいほう（本来の用法）の記号に○をつけましょう。解答は153ページ

88

A エキシビション

B エキシビジョン

89

A 採配を振る

B 採配を振るう

90 お客に使う場合

A お召し上がりください

B 召し上がってください

91 お客に使う場合

A ご覧になられる

B ご覧になる

133

92 短冊に願いを込めて

まちがい10個 解答は153ページ

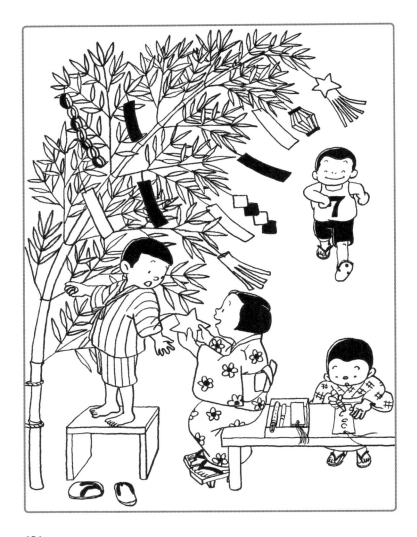

第4章 古き良き思い出の行事

七夕の夜は、さまざまな願いを込めた短冊を笹に吊るして、お星さまにお祈りしましょう。右の絵は左の絵と違うところが全部で 10 個あります。すべて見つけて、○で囲んでください。

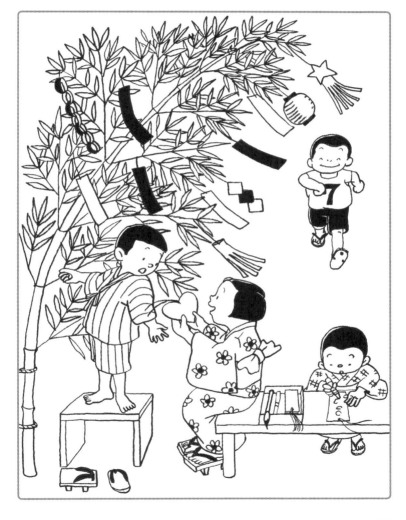

93　灯篭流し

まちがい10個　　　　　　　解答は153ページ

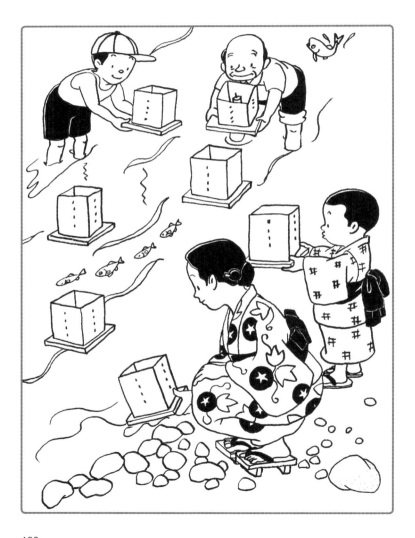

第4章 古き良き思い出の行事

亡くなった方の霊を弔い、灯篭(とうろう)にのせて川へと流します。漂う灯が切なくもきれいですね。右の絵は左の絵と違うところが全部で10個あります。すべて見つけて、○で囲んでください。

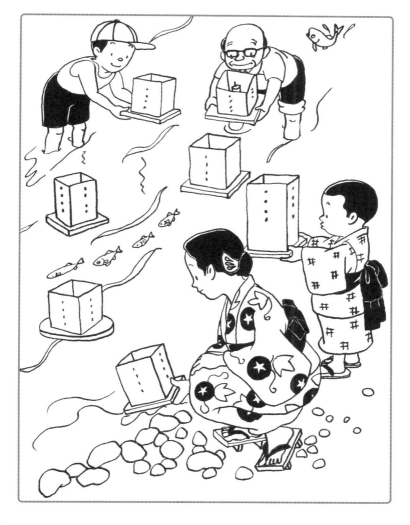

137

94 輪になって盆踊り

まちがい10個 　　　　　　　　　解答は154ページ

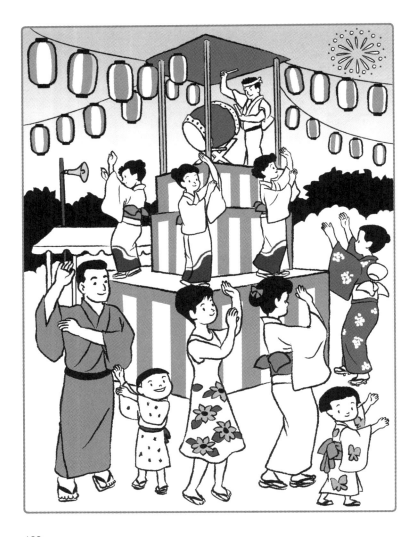

第4章 古き良き思い出の行事

夏と言えば盆踊り。東京音頭や炭坑節、今でもバッチリ踊れますという方、いますよね。右の絵は左の絵と違うところが全部で10個あります。すべて見つけて、○で囲んでください。

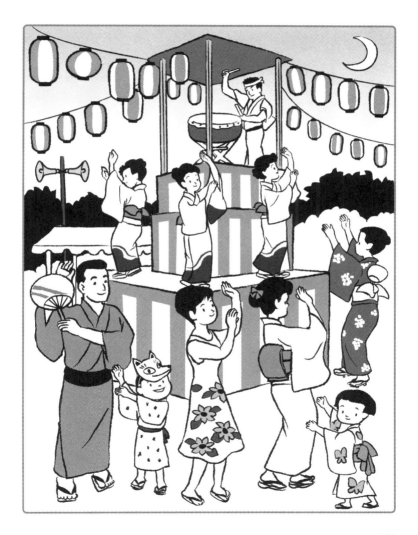

95 備えあれば憂いなし！

まちがい10個　　　　　　　　　　解答は154ページ

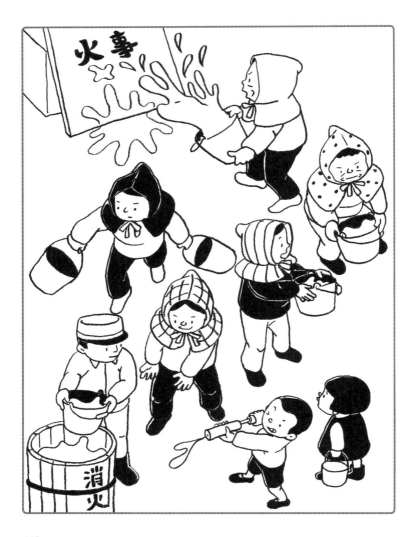

第4章 古き良き思い出の行事

木造家屋の多い日本で、火事は本当に一大事。日頃の訓練が、いざという時に役立ちます。右の絵は左の絵と違うところが全部で10個あります。すべて見つけて、○で囲んでください。

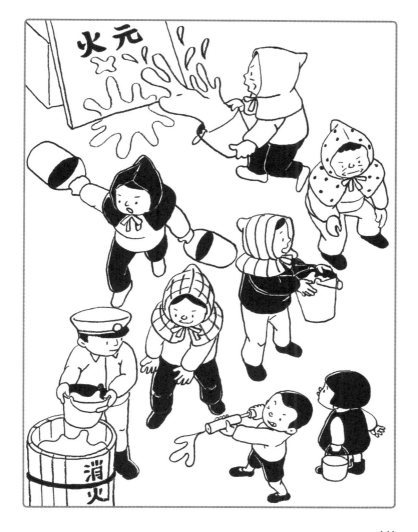

141

96 1等賞を目指して

まちがい**10個** 解答は154ページ

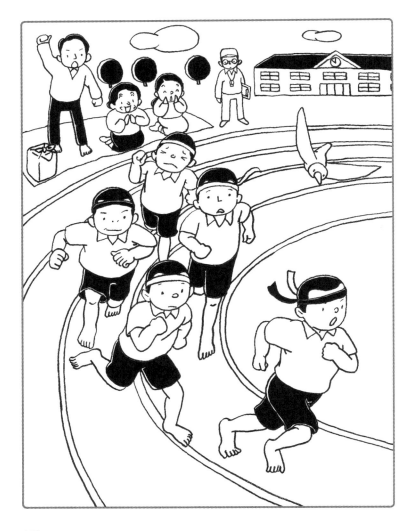

第4章 古き良き思い出の行事

かけっこは好きだけど、誰よりも大きい家族の声援が、ちょっぴり恥ずかしかったなあ。右の絵は左の絵と違うところが全部で 10 個あります。すべて見つけて、○で囲んでください。

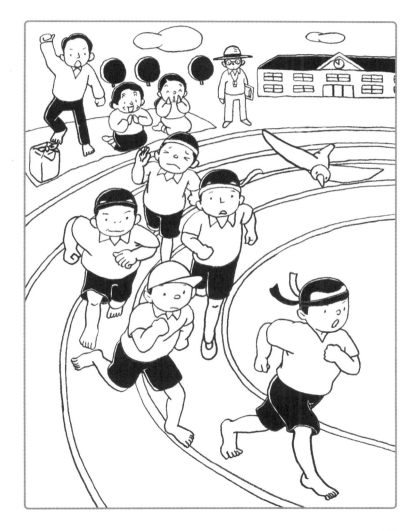

143

97 早く千歳飴が食べたいな

まちがい10個　　解答は154ページ

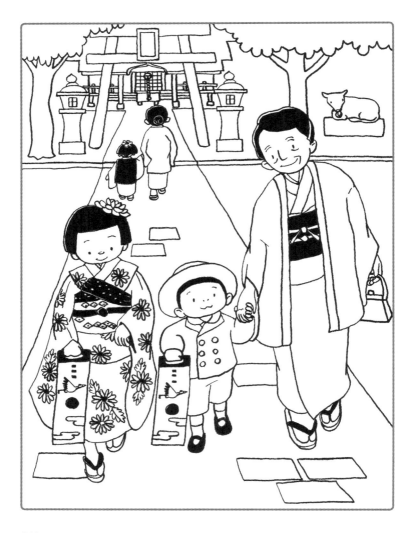

第4章 古き良き思い出の行事

子どもの成長を祝う七五三。まあ本人は、千歳飴を喜んでいるだけかもしれませんが……。右の絵は左の絵と違うところが全部で10個あります。すべて見つけて、○で囲んでください。

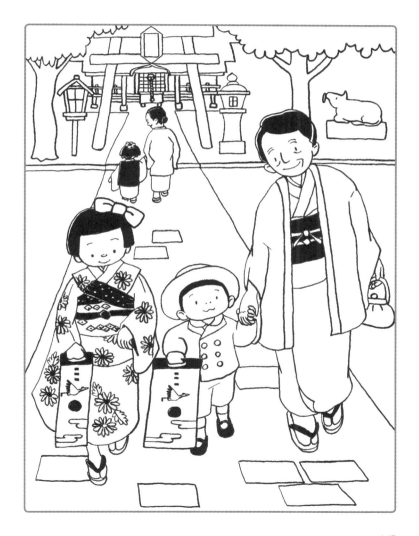

98 一家総出で大掃除

まちがい10個　　　解答は155ページ

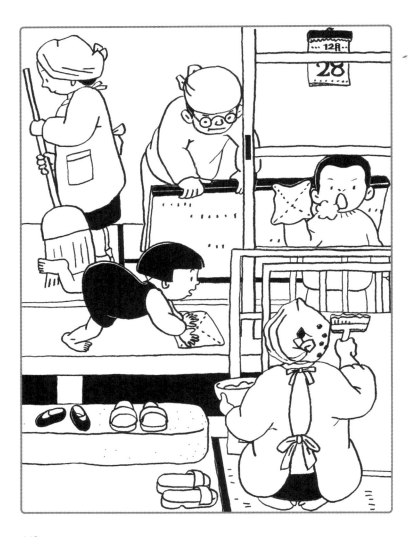

第4章 古き良き思い出の行事

一年の汚れをきれいに落として、新年を迎えましょう。さあ、みんな気合を入れてね！　右の絵は左の絵と違うところが全部で 10 個あります。すべて見つけて、○で囲んでください。

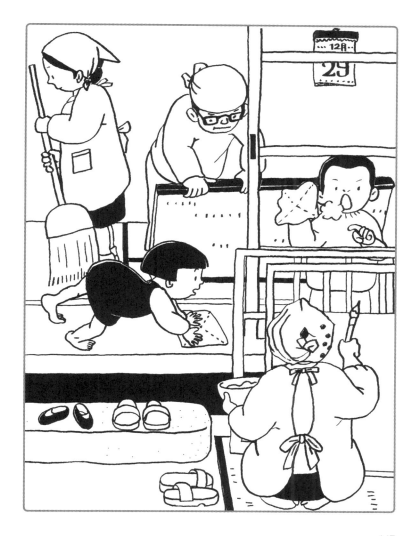

99 息を合わせてお餅つき

まちがい10個　　　解答は155ページ

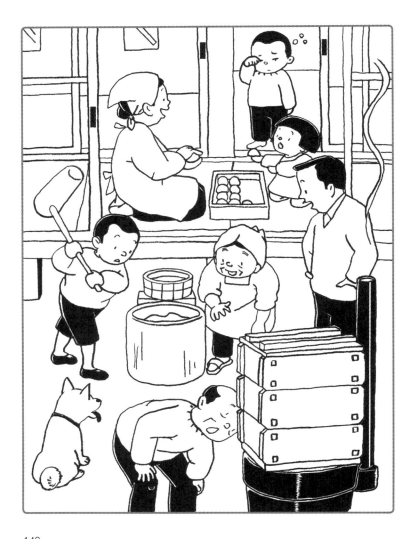

第4章　古き良き思い出の行事

お正月に欠かせないお餅の準備です。つきたてのお餅をほおばるのも、たまりませんね。右の絵は左の絵と違うところが全部で 10 個あります。すべて見つけて、○で囲んでください。

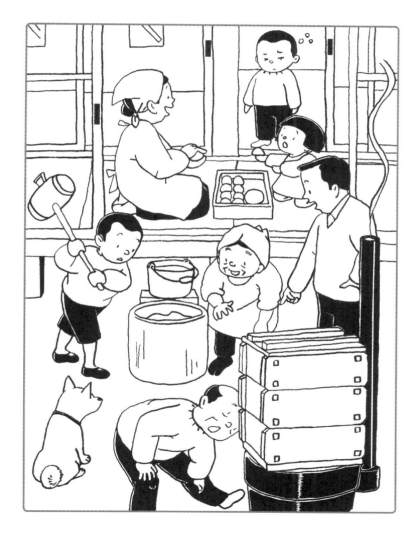

100 今年ももうすぐ終わりだね

まちがい10個　　解答は155ページ

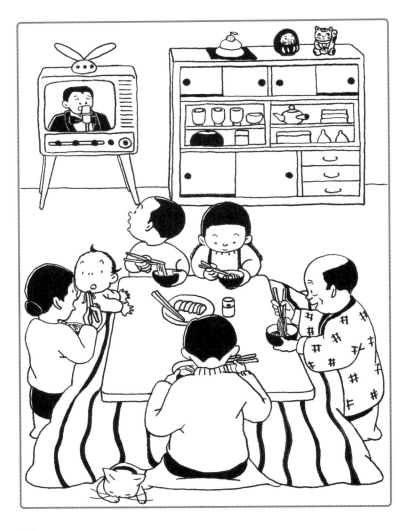

第4章 古き良き思い出の行事

紅白を見ながら年越しそば。これが大晦日の夜の過ごし方。家族で一年を締めくくります。右の絵は左の絵と違うところが全部で10個あります。すべて見つけて、○で囲んでください。

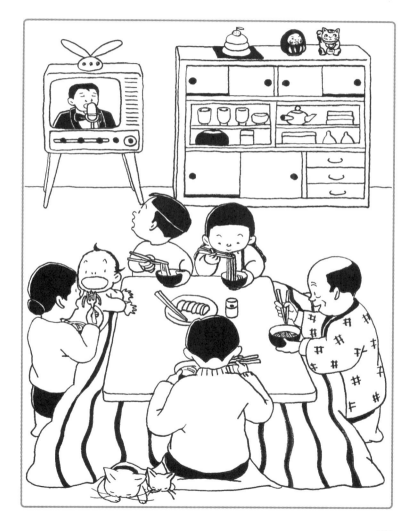

第4章 解答

80 たこ、たこ、揚がれ！
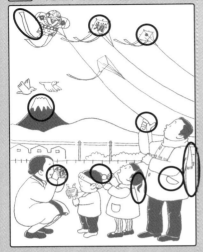

81 ひな祭りの準備
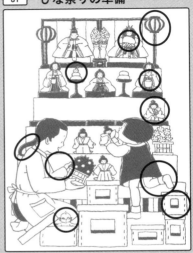

82 同僚たちとお花見へ
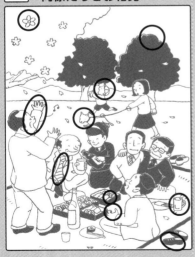

83 大空を泳ぐこいのぼり
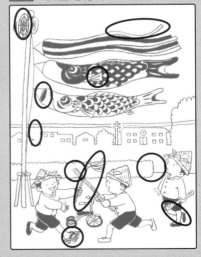

第4章 解答

84 B
「洒落(しゃれ)」は人を笑わせる文句。あか抜けていること、気が利いていること。しゃれているさま。「酒(さけ)」は別字で誤り。

85 A
ある問題について、一時的な処置を施すことを「対症療法」という。

86 B
相手に遠慮せず、言葉を飾らず率直に思ったことを言うさま。否定形で使う。「衣」は衣服・着物のこと。「絹」は誤り。

87 B
相談しようとしても、相手の態度が冷たくて話が進まず、頼れる部分がないこと。「し」と「ひ」を混同しないように。

88 A
英語表記は「Exhibition」。公式記録としない公開演技・模範試合のこと。

89 A
「采配」は、大将が軍勢の指揮を執る際に使う持ち物で、これを「振る」ことで指示を出す。

90 B
「召し上がる」は食べるの尊敬語。さらに、「お〜ください」をつけるのは過剰な尊敬表現といえる。

91 B
「ご覧になる」は「見る」の尊敬語。「〜なられる」をつけるのは過剰表現。

92 短冊に願いを込めて

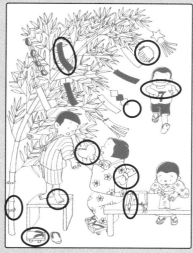

93 灯篭流し

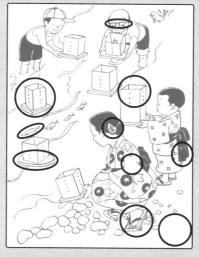

153

第4章 解答

94 輪になって盆踊り

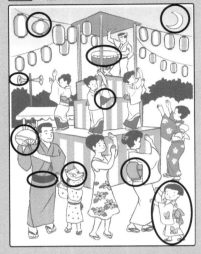

95 備えあれば憂いなし！

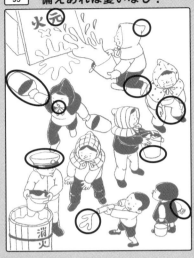

96 1等賞を目指して

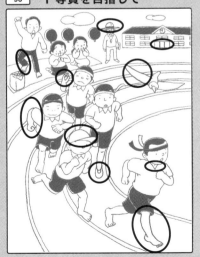

97 早く千歳飴が食べたいな

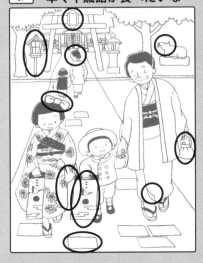

第4章 解答

98 一家総出で大掃除

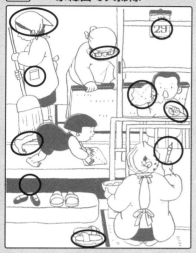

99 息を合わせてお餅つき

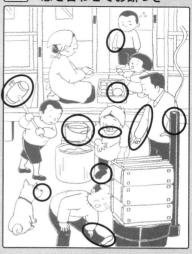

100 今年ももうすぐ終わりだね

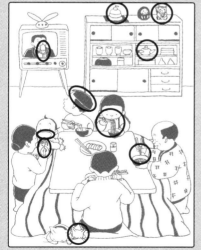

「縁起物100」を制覇して福を呼びこもう！

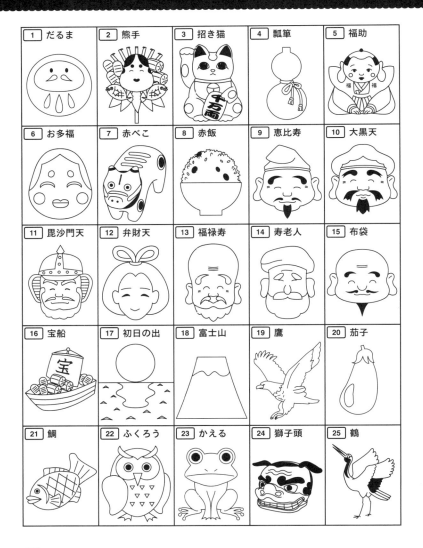

間違い探しが解けたら、同じ番号の縁起物を好きな色で塗りましょう。全部塗り終えると、「開運招福」の御利益があるかもしれませんよ！

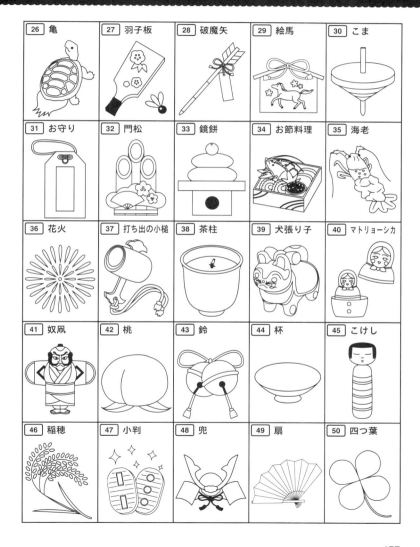

「縁起物100」を制覇して福を呼びこもう！

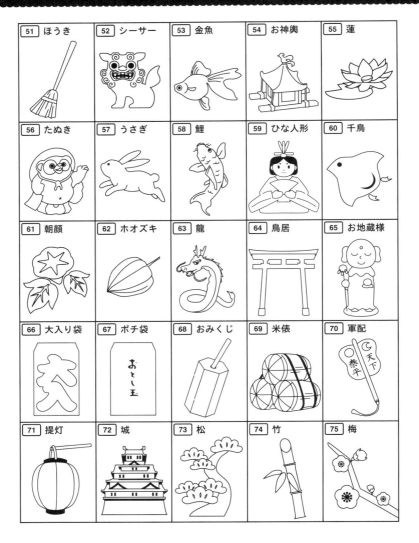

51 ほうき	52 シーサー	53 金魚	54 お神輿	55 蓮
56 たぬき	57 うさぎ	58 鯉	59 ひな人形	60 千鳥
61 朝顔	62 ホオズキ	63 龍	64 鳥居	65 お地蔵様
66 大入り袋	67 ポチ袋	68 おみくじ	69 米俵	70 軍配
71 提灯	72 城	73 松	74 竹	75 梅

たいへんよくできました

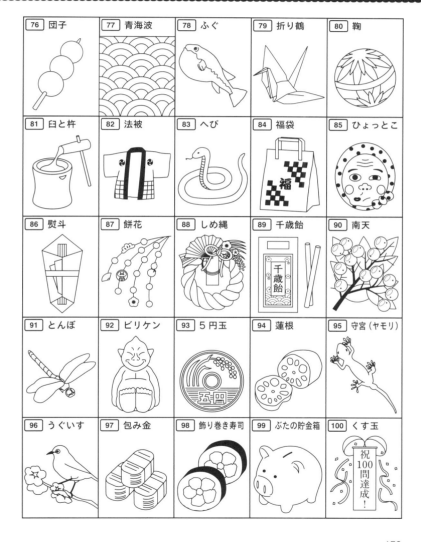

編著　朝日脳活ブックス編集部

【スタッフ】

問題作成	おぜきせつこ　杉原知子　たむらかずみ　堀江篤史
編集協力	オフィス303
カバーデザイン	VACクリエイティブ
本文デザイン	オフィス303
表紙イラスト	江口修平
本文イラスト	青柳果歩　浅井理夏子　永田春菜　望月浩平
校正	若井田義高

朝日脳活ブックス
見つける力トレーニング　間違い探し
- -

発行者　片桐圭子

発行所　朝日新聞出版

　　　　〒104-8011　東京都中央区築地5-3-2

　　　　電話　(03)5541-8996（編集）

　　　　　　　(03)5540-7793（販売）

印刷所　中央精版印刷株式会社

© 2017 Asahi Shimbun Publications Inc.
Published in Japan by Asahi Shimbun Publications Inc.
ISBN978-4-02-333185-3

定価はカバーに表示してあります。
落丁・乱丁の場合は弊社業務部（電話03-5540-7800）へご連絡ください。
送料弊社負担にてお取り替えいたします。

本書および本書の付属物を無断で複写、複製（コピー）、引用することは著作権法上で
の例外を除き禁じられています。また代行業者等の第三者に依頼してスキャンやデジタ
ル化することは、たとえ個人や家庭内の利用であっても一切認められておりません。